Los exfumadores somos invencibles

Los exfumadores somos invencibles

Dr. Josep M. Ramon Torrell

Rocaeditorial

© Dr. Josep M. Ramon Torrell, 2016

Primera edición: enero de 2016

© de esta edición: Roca Editorial de Libros, S. L.
Av. Marquès de l'Argentera 17, pral.
08003 Barcelona
info@rocaeditorial.com
www.rocaeditorial.com

Impreso por LIBERDÚPLEX, s.l.u.
Crta. BV-2249, km 7,4, Pol. Ind. Torrentfondo
Sant Llorenç d'Hortons (Barcelona)

ISBN: 978-84-16306-78-7
Depósito legal: B-26.557-2015
Código IBIC: VFL; WBZ

RE06787

Para Roger y Lluc

«Entre las cualidades más esenciales del espíritu
humano está la confianza en uno mismo
y el crear confianza en los demás.»

MAHATMA GANDHI

1

Nos sobran los motivos.
La felicidad de dejar de fumar.

«La única manera de dejar de fumar es no fumar.»

GABRIEL GARCÍA MÁRQUEZ

Elegir la vida de no fumador excede el simple hecho de no fumar. Tampoco va a significar sentirse diferente o superior a los demás. Será una elección personal, un antes y un después, que comportará una sensación de liberación, de aceptación progresiva, de constatar que se trata de una importante decisión. Iremos descubriendo cómo somos detrás del humo del cigarrillo. En definitiva, reconoceremos el cambio que se ha producido y lo viviremos. Este es un libro que trata de experiencias, de la historia de algunos exfumadores y de cómo llegaron a serlo, pero también de lo que representa y ha representado el tabaco en los ámbitos social, cultural, sanitario o económico. He escrito estas páginas con la esperanza de dar una visión global y transversal del tabaquismo, que sirva tanto para el exfumador como para el fumador que quiera dejar de fumar, así como también para todos aquellos que no han fumado nunca y quieran entender qué representa el tabaco y cómo afecta a sus consumidores.

Para comprender el tabaquismo es imprescindible emprender un viaje desde sus orígenes, desde su expansión como industria hasta los cambios que produce su consumo en el organismo, fundamentalmente en el cerebro del fumador. La mejor forma de realizar y explicar este viaje es de la mano de sus protagonistas: los exfumadores. Y lo haremos a partir de sus testimonios, recogidos a lo largo de los años que he dedicado a escucharlos, ayudarlos y acompañarlos en esta aventura que representa el abandono del tabaco.

No he pretendido escribir un libro de autoayuda, sino recopilar una serie de experiencias, tanto de personas conocidas como de gente anónima, que sean útiles a quienes puedan encontrarse en la misma situación porque aportan distintos conocimientos sobre lo que significa convertirse en un exfumador. Y sin olvidar al fumador, a quien dedico un capítulo de consejos para ponerse en marcha en este proceso de dejar de fumar.

Este libro gira alrededor de dos conceptos: el cerebro y la conducta. La segunda no puede explicarse sin conocer los cambios que se producen en nuestro cerebro y que luego son los responsables de nuestro comportamiento. El cerebro humano continúa siendo el gran desconocido, pero cada día vamos avanzando más y desvelando sus secretos, descubriendo cómo sus reacciones influyen decisivamente en determinados aspectos de nuestras vidas y conductas.

Y

A lo largo de los años he tenido la sensación de que mi trabajo consistía en hacer perder los miedos; el miedo a intentarlo, el miedo a volver a fracasar y el miedo en definitiva a enfrentarse a algo que el propio consumidor reconoce que no puede controlar. Existe la creencia, más o menos generalizada, de que convertirse en exfumador es una tarea extremadamente difícil, pero no hay nada tan alejado de la realidad: solo hace falta proponérselo. Este miedo nunca debería condicionar nuestra decisión porque no sabremos si somos capaces de dejar de fumar si no lo intentamos, ni tampoco sabremos si somos capaces de mantenernos sin fumar si no perseveramos.

Miles de personas en el mundo se convierten cada día en exfumadores. Muchos de ellos —la gran mayoría— lo lograrán sin demasiado esfuerzo y saboreando al final de su viaje dos sensaciones que no tienen precio: la felicidad y la libertad.

Muchas veces se tiene el convencimiento de que dejar de fumar supera nuestra voluntad de hacerlo y que continuamos fumando porque no somos lo suficientemente fuertes para conseguirlo. Y esto no es cierto. Todo va a depender de nosotros mismos, de nuestra fuerza y de nuestra motivación, pero, sobre todo, del aprendizaje. Debemos tener presente que el tabaquismo se basa en un gran engaño: la nicotina hace que el fumador perciba de una forma totalmente falsa y artificial que el proceso de fumar proporciona un gran placer cuando en realidad no es así. El bienestar solo lo consigue el exfumador.

Este libro hablará de emociones, sentimientos y conductas, pero me gustaría empezar ya aquí por un concepto clave: **la motivación.**

Como cada día, el despertador suena a las 6:30 de la mañana. Me levanto, tomo el desayuno y me lavo los dientes. Ducha, coche, tráfico y trabajo. Y así a lo largo de todo el día: rutinas. Podríamos definir casi toda nuestra vida diaria de esta forma. Son los hábitos con los que hemos impregnado toda nuestra conducta. Cada uno de ellos parece ocupar un breve intervalo de tiempo, pero siempre están presentes. En un artículo publicado en el año 2006[1] se estimó que el 40 por ciento de las acciones que realizamos cada día no son decisiones que hemos tomado, sino solamente hábitos, rutinas.

Claudia tiene 37 años y fuma desde los 16 y como cada mañana sigue su rutina. Se levanta a las siete de la mañana y lo primero que hace es prepararse un café y encender el primer cigarrillo del día. También tiene un hábito. ¿Cuál es la diferencia? Si un día no nos lavamos los dientes no pasa nada pero... ¿y si Claudia no enciende el cigarrillo?

Claudia es una adicta a la nicotina; he aquí la diferencia.

Entender la adicción al tabaco requiere entender la motivación humana. La motivación se ha definido como la decisión de hacer o no determinadas cosas basándose en el análisis del coste y beneficio que representa realizarlas.[2] Sin embargo, está claro que muchas de nuestras conductas están impulsadas por instintos o hábitos a los cuales respondemos sin pensar en sus consecuencias.[3]

Muchas veces nos preguntamos frente al comportamiento propio o ajeno: ¿por qué lo he hecho?, o ¿por qué lo hacen? En la vida cotidiana decidimos nuestra conducta y observamos la conducta de los demás tratando de explicarnos qué objetivo y finalidad persiguen. Sabemos que siempre hay alguna razón o motivo para comportarnos como lo hacemos. Todas las respuestas nos llevarían a la motivación (aquello que nos impulsa a realizar una determinada conducta) y a la emoción (impulsos), que desencadenan determinadas conductas. La motivación es lo que hace que actuemos y nos comportemos de una determinada forma. Sería una combinación de procesos intelectuales, fisiológicos y psicológicos que deciden, frente a una determinada situación, cómo actuamos. Por su parte, los motivos son las necesidades y deseos que van a activar nuestro organismo y van a dirigir nuestra conducta hacia un objetivo. Todos estos «motivos» vendrán desencadenados por algún tipo de estímulo.

Deberíamos contemplar la motivación como un proceso que tiene una única finalidad: satisfacer nuestras necesidades.

Todos los animales —incluidos los humanos— han desarrollado un sistema que permite generar respuestas de forma refleja a determinados estímulos. Estas respuestas son fijas y no van a tener en cuenta otros estímulos que puedan competir con el principal. Muchas especies, y entre ellas la nuestra, tienen un segundo nivel que permite generar unos impulsos para actuar de una determinada forma junto con conductas de inhibición que se ponen en marcha cuando lo que se quiere realizar puede ser peligroso o entra en conflicto con otras actividades.

Este segundo nivel de motivación proporciona más flexibilidad y potencial de adaptación que los simples reflejos, pero la conducta que provoca este estímulo no tiene en cuenta los posibles resultados y se realiza de forma automática.

Los mamíferos hemos desarrollado a lo largo de nuestra evolución un sistema que tiene la capacidad de formarnos representaciones mentales de los resultados futuros de nuestras acciones. Como humanos, hablamos en términos de placer, dolor o malestar siendo capaces de formarnos «representaciones mentales» que permiten generar sentimientos anticipados de placer o alivio; es lo que llamamos «motivos»: sentimientos de espera (placer anticipado) o necesidad (alivio anticipado). En el lenguaje coloquial podemos usar el término de «deseo» para referirnos a estos pensamientos de «querer» o «necesitar», pues estos son los sentimientos que van a dirigir nuestra conducta.

Vamos a imaginar cosas que nos producen placer (cigarrillo) y que necesitamos para aliviar cierto malestar (nicotina). En la gran mayoría de ocasiones no vamos a poder verbalizar estos sentimientos para poder actuar sobre ellos, simplemente actuarán como desencadenantes de impulsos e inhibiciones.

Se han definido cuatro niveles de motivación:[4] respuestas, impulsos e inhibiciones, motivos y evaluaciones. Tenemos la capacidad de planificar nuestras acciones futuras; nos formamos una representación mental de nuestras posibles acciones y desarrollamos la intención de realizarlas, es decir, nos anticipamos a las demandas futuras. Estas afirmaciones irían ligadas al concepto de autocontrol que implica un sentido del yo mismo o de una identidad que crea reglas (tipos de plan) que a su vez generan motivos (querer o necesidad) que vamos a evaluar posteriormente (pensamientos sobre si lo que realizamos es bueno o malo para nosotros). Pensar que fumar es peligroso para la salud no hace, generalmente, que alguien deje de fumar, pero hace que se forme una norma —no debo fumar— que a su vez genera los pensamientos de querer dejar de fumar.

Existe un ciclo de motivación:

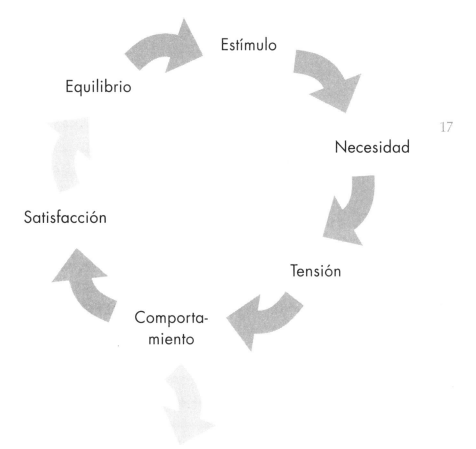

Estímulo

Equilibrio

Necesidad

Satisfacción

Tensión

Comportamiento

Frustración

Partimos de una situación en la cual el organismo permanece en equilibrio, pero, en una determinada circunstancia, se produce un estímulo que despierta el interés y se genera una necesidad. Esta, aún no satisfecha, provoca un estado de tensión, muchas veces no percibido, que activa nuestra conducta y la dirige a satisfacer esta necesidad. Si se satisface, el cerebro lo percibe como una gratificación y se vuelve al equilibrio inicial hasta que se produzca un nuevo estímulo. Ahora bien, si esta necesidad no puede satisfacerse, aparece un estado de frustración y decepción que puede conducir a un estado emocional desagradable (depresión, tristeza, ansiedad...) o a un estado de agresividad.

18

Una paciente me preguntaba si ya podía llamarse «no fumadora» desde que había dejado de fumar. Digamos que sí, pero esta afirmación nos puede crear cierta confusión. Históricamente, los términos «fumador» y «no fumador» han mostrado connotaciones negativas, en el primer caso, o positivas, en el segundo. El término «no fumador» se ha usado para definir a aquella persona que no ha fumado nunca en su vida. La distinción entre fumador y exfumador es más sutil y se debe matizar. Me explico. En primer lugar, existe una gran diferencia entre no haber fumado nunca y haber dejado de fumar, lo que se llama comúnmente «exfumador». Seguramente las personas que no han fumado nunca y los que han dejado de fumar —exfumadores— pueden sentir lo mismo, incluso pueden tener las mismas actitudes frente al tabaco, pero van

a existir unas grandes diferencias físicas —fisioló-
gicas— entre ambos.

El exfumador va a continuar siendo un adicto «retirado». Puede que no padezca síntomas ni malestar,
sin embargo, la adicción existe. Por lo tanto, parece
impropio usar el término «ex» entendido como «dejar de ser». El exfumador no ha dejado de ser fumador: es un fumador que no fuma. Así, pues, es cierto
lo que decía mi paciente, es una «no fumadora».

Veamos las bases de esta afirmación, que am-
pliaremos en el capítulo 3. Pongamos por caso una
persona que no ha fumado en su vida y que, un día,
a pesar de que sería del todo ilógico y temerario, se
le ocurre dar una calada a un cigarrillo. En primer
lugar, tendrá un malestar importante, con tos, náuseas y mareos. Se ha administrado algo a lo que su
organismo no está acostumbrado. Por otra parte,
tendrá la sensación de haber realizado un acto totalmente estúpido, y seguro que en ningún caso se
le ocurrirá repetirlo.

Tomemos ahora el caso de alguien que ha estado
fumando durante años y que lleva cierto tiempo sin
fumar —lo que hasta ahora hemos llamado un exfumador—. Este puede realizar un acto tan irracional como dar la misma calada que ha dado el individuo del caso anterior. Seguramente también se va a
encontrar mal, pero con el agravante de que desde
un punto de vista físico va a ser mucho peor, a pesar de haber realizado un acto idéntico: dar una calada al cigarrillo. En este momento, este exfumador
va a odiar la experiencia al añadirse a esta un importante grado de enfado consigo mismo por haber
hecho algo totalmente evitable: dar una calada. Y lo
más probable es que, a las pocas horas —e incluso

minutos—, va a tener ganas de repetirlo. Con el tiempo, nos vamos a encontrar con la necesidad de más y más nicotina, volviendo al número de cigarrillos habitual y muchas veces incluso superior al que se fumaba anteriormente.

Tenemos pues a un fumador que deja de fumar —no fumador— pero que, en ningún caso, deja de ser fumador.

La gran diferencia entre los dos ejemplos está en lo que esa calada al cigarrillo —desagradable en ambos casos— va a provocar en el exfumador: la nueva necesidad incontrolable de volver a fumar, a diferencia del que nunca ha sido fumador, quien experimentará una gran repulsión y rechazo al tabaco y en ningún caso buscará una segunda experiencia.

La adicción puede estar dormida, vivir latente, pero en cualquier momento la podemos despertar con fuerza. ¿Exfumador? Podemos usar el término si nos sentimos cómodos con él; ahora bien, lo que más se acercaría a la realidad sería el concepto de fumador que no fuma. Lo importante no es convertirse en un exfumador sino en un no fumador.

Ya lo afirmaba en una gran frase el Premio Nobel de Literatura Gabriel García Márquez: «La única forma de dejar de fumar es no fumar».

Un libro de exfumadores para exfumadores debería empezar con este artículo publicado en el diario *El País* en febrero de 1983, donde García Márquez comenta su experiencia al dejar de fumar: [5]

Sucede que soy un fumador retirado, y no de los menores. Hace poco le oí decir a un amigo que prefiere ser un borracho conocido que un alcohólico anónimo. Yo habría dicho otra cosa menos inteligente, pero tal vez más sincera en ese momento: «Prefiero morirme antes que dejar de fumar». Sin embargo, antes de pasados dos años lo había dejado. De eso hace ahora catorce años, y había fumado desde la edad de dieciocho, y a un ritmo que no les conozco a muchos fumadores empedernidos. En el momento en que me detuve, me fumaba cuatro cajetillas de tabaco negro en catorce horas: ochenta cigarrillos. Alguien había calculado que de esas catorce horas útiles en la vida malgastaba cuatro horas completas en el acto simple de sacar el cigarrillo, buscar los fósforos y encenderlo. Fumaba en exceso, pero no era un adicto catastrófico: nunca me quedé dormido fumando, ni quemé un sillón o una alfombra en una visita, ni fumé desnudo pero caminando con los zapatos puestos —que es una de las cosas de peor suerte que se pueden hacer en la vida—, ni olvidé un cigarrillo encendido en ninguna parte, y mucho menos, por supuesto, en el lavabo de un avión […] debo decir que en mis largos y dichosos años de fumador no tuve nunca un acceso de tos, ni ningún trastorno del corazón, ni ninguno de los males mayores y menores que se atribuyen a los grandes fumadores. En cambio, cuando dejé de fumar contraje una bronquitis crónica que me costó mucho trabajo superar. Más aún, no dejé de fumar por ningún motivo especial, y nunca me sentí ni mejor ni peor, ni se me agrió el carácter ni aumenté de peso, y todo siguió como si nunca hubiera fumado en mi vida. O mejor aún: como si aún siguiera fumando.

Todo el artículo, o casi todo, desprende optimismo. El premio Nobel de Literatura dejó de fumar y su carácter no cambió; más aún, como afirma, su vida siguió igual como si nunca hubiera fumado. No es habitual encontrar mensajes optimistas en relación al tabaco.

Desde hace años nos movemos en lo que llamo «tabaco-pesimismo», todo lo que rodea al tabaquismo está impregnado de mensajes negativos. Se debe romper este mito del pesimismo en relación al tabaco: «Es muy difícil, la gran mayoría de la gente no lo consigue, por lo tanto yo tampoco voy a ser capaz». Este pesimismo llega igualmente de forma externa al fumador con mensajes siempre basados en las consecuencias de seguir fumando y el sentimiento de vivir rodeado de regulaciones y prohibiciones. Este pesimismo incluso, en algunas ocasiones, alcanza al propio profesional alegando expresiones como «No está motivado para dejar de fumar, regrese cuando lo esté». Desgraciadamente, seguimos la pedagogía del miedo: «Si fuma desarrollará una enfermedad, dejar de fumar es difícil y a ello le van a seguir un montón de problemas». Hemos perdido el concepto fundamental, el del «Sí, soy fumador», y ante este reconocimiento, las cuestiones consecuentes: «¿Por qué fumo de esta forma? ¿Cómo lo dejo?».

En mi opinión, hemos caído en el error de centrarnos en el problema —fumar— y nos hemos olvidado del contexto en el cual se encuentra el fumador, sin preocuparnos, por otra parte, de la raíz del problema. Y la decisión de dejarlo se ha focalizado en la gran mayoría de ocasiones en conceptos como el de la persuasión y no en el aprendizaje. «Cómo dejo de fumar y, si lo he dejado, cómo consigo no volver a recaer.» Este sería el mensaje que espera encontrar un fumador.

Si buscamos en Internet todo lo relacionado con el tabaco veremos numerosas campañas e imágenes, casi todas ellas basadas en el puro impacto visual, y que, generalmente, solo muestran las consecuencias del tabaquismo. ¿Tan difícil es dar el mensaje contrario, es decir, insistir en qué se gana al dejar de fumar, apostar por la salud y no por la enfermedad que provoca su consumo (como veremos en el capítulo final)?

Una de las preguntas que surgen una y otra vez es: «¿Y cuándo puedo considerarme exfumador?». Como hemos visto, NUNCA. A las veinticuatro horas de dejar de fumar ya se es un fumador que no fuma y nada va a cambiar incluso si lleva veinte años sin hacerlo. No es un problema de tiempo, sino de memoria. En todo el proceso que le ha llevado a convertirse en un fumador, el cerebro se ha ido impregnando de una «memoria nicotínica» que tan solo se despertará si vuelve a recibir la droga. ¿Quiere esto decir que un exfumador será un «sufridor» crónico? No, ni mucho menos, lo que se quiere afirmar es que un exfumador es un fumador, como dice García Márquez, retirado, que no fuma a pesar de que en su cerebro han quedado las huellas del tiempo durante el cual ha recibido nicotina.

Sabemos que existen distintos perfiles de exfumador. Por mucho que se haya dejado de fumar van a persistir algunos comportamientos durante un tiempo —que puede ser variable— puesto que han quedado impregnados en la conducta.

En primer lugar, tenemos al exfumador que consumía tabaco como una herramienta de estimulación: **el exfumador estimulado**. Fumaba para autoestimularse, darse energía, concentrarse, trabajar mejor... Sería un equivalente al uso del café y otras bebidas estimulantes. ¿Has notado que desde que no fumas consumes más café? Posiblemente sí, debido a que suples el efecto estimulante de la nicotina por otro: la cafeína. Un consejo, si te encuentras en esta situación pasea, haz ejercicio, mantén tu mente ocupada y come abundante fruta. Volverás a tu estado habitual en pocos meses.

Por otra parte, tenemos a aquellos exfumadores para quienes lo que importaba era el ritual: **el exfumador ritualístico**. Todo aquello que significaba el cigarrillo entre las manos, encenderlo y observar el humo. Existía un componente de estímulo externo muy importante —ver humo del tabaco, el olor—, pero que podemos controlar. ¿Qué hacer? Buscar alguna actividad que requiera de un trabajo manual, mantener las manos ocupadas, para así romper con lo que llamamos «reflejo mano-boca»: usar caramelos o chicles sin azúcar, jugar con un lápiz o tener un bolígrafo entre los dedos. En mi opinión, no es recomendable el uso de simulacros de cigarrillos de plástico: del plástico a la realidad hay una barrera muy fina. En una ocasión me encontré con un fumador que utilizaba estos productos de plástico que en un momento determinado, y, de forma totalmente inconsciente, se encontró intentando encender la boquilla de plástico.

En tercer lugar, tenemos al **exfumador placentero**. El que fumaba porque le gustaba. Siempre lo asociaba a una situación placentera, de bienestar, de relax, de estar a gusto. En este caso vamos a premiarnos de una forma distinta a la nicotina. Se trata de relacionar estos momentos con alguna actividad que también nos guste.

La frecuencia y la necesidad de fumar van a ir disminuyendo a medida que llevemos más tiempo sin fumar.

Un punto importante: nunca hay que ponerse a prueba. No sirve de nada, solo sirve para volver a fumar. Lo más importante, se lleve el tiempo que se lleve sin fumar, no es tanto evitar lo que llamamos recaída —esto es, volver a fumar las mismas cantidades que antes de dejarlo—, sino saber reaccionar adecuadamente y con rapidez en caso de pequeños deslices —caladas—. Culpabilizarse no va a servir de nada, lo que se debe hacer es concentrar todos los esfuerzos en evitar la segunda calada. Evitar esta segunda calada es más fácil que evitar el segundo cigarrillo. El gran problema nunca va a ser la primera calada, ni el primer cigarrillo, sino el segundo.

En definitiva, dejar de fumar va a consistir en sustituir unas conductas por otras nuevas y este ejercicio va a necesitar de una fase para desaprender las rutinas y de una segunda fase de aprendizaje de lo nuevo. En este nuevo aprendizaje será muy importante la autoconfianza: pensar y confiar en la propia capacidad de resolver situaciones difíciles de forma satisfactoria. Esta autoconfianza, junto con el autocontrol, puede ser más poderosa que la memoria nicotínica.

Por último, tenemos el **consumo automático**. Se trata de aquel consumo del que no se es consciente hasta que se observa el cenicero lleno o bien hasta que el individuo se percata de tener otra vez un cigarrillo entre los dedos sin recordar con seguridad ni siquiera haberlo cogido. Veamos una experiencia de este tipo contada por su protagonista:

Javier Cercas, fumador de dos paquetes diarios, confesaba su experiencia[6] como fumador:

Cuando empezaba en USA la campaña antitabaquista, tuve la ocurrencia peregrina de mudarme a ese país; allí no gané para disgustos, hasta el punto de que más de una noche me sorprendí aferrado a mi cigarrillo en medio de una tormenta de nieve y a 15 grados bajo cero, a la puerta de una fiesta universitaria, sufriendo con la mayor entereza posible que en el interior de la casa los varones no fumadores disfrutaran sin escrúpulos de abundante compañía femenina y de vino abundante. Así que no me quedó más remedio que volver a España, donde todo por fortuna seguía como siempre. La alegría no duró: justo entonces empezó lo peor. Tuve un hijo, y lo primero que le oí a su pediatra fue que el humo del tabaco era una de las causas de la llamada muerte súbita de los bebés, cosa que me provocó tal ataque de ansiedad que solo volví a fumar en mi casa exiliándome en el balcón. Al final no tuve más remedio que aceptar una evidencia: o estrangulaba a mi hijo y lo tiraba por el balcón o dejaba de fumar.

El escritor continúa comentando cómo consiguió dejar de fumar:

Como no me sentía capaz de cumplirlo, pedí ayuda a un brujo, que me mostró una foto espeluznante de los pulmones podridos de un fuma-

26

dor y me hipnotizó. Fue entonces cuando ocurrió. [...] aquel mismo día dejé de fumar sin sufrir lo más mínimo y sin sentir desde entonces la más mínima nostalgia del tabaco; [...] Pero no fue el brujo [...] Esto es lo que es: el descubrimiento perplejo de que llevaba toda la vida haciendo algo que no me gustaba hacer y que nadie me obligaba [a] hacer, algo que era facilísimo dejar de hacer.

Tanto Gabriel García Márquez como Javier Cercas transmiten optimismo en sus palabras sobre su intento de dejar de fumar. Dejar de fumar es fácil. Esta es la frase más esperada y motivadora que puede oír un fumador y que encierra todas las paradojas que envuelven al consumo de tabaco. El tabaquismo es una valla cerrada entre un escéptico intoxicado crónico por la nicotina, quien de forma más o menos consciente busca la salida, y un fumador liberado doblemente satisfecho de haberlo conseguido y de continuar siendo un fumador que no fuma. Cuando se deja de fumar, y aunque no lo parezca, cada día es mejor que el anterior.

Se ha dejado el tabaco y las ganas de fumar van desapareciendo con el tiempo, pero todavía existen momentos, no se sabe muy bien por qué, en que aparecen de forma puntual esos deseos de fumar. Lo más probable es que todavía se tengan pensamientos positivos respecto al tabaco: fumar me gustaba, era agradable, me relajaba, me tranquilizaba...

Al tomar la decisión de dejar de fumar se producen una serie de fases:

27

a) **Fase de euforia**. Esta fase se produce en las primeras semanas después de dejar de fumar, estamos muy motivados y vemos que, con dificultades o sin ellas, no se fuma.

b) **Fase de duelo o pérdida**. Los primeros meses, aproximadamente a los tres o cuatro meses de dejar de fumar, aparece una sensación de pérdida de algo que gustaba y se disfrutaba. Aparecen los pensamientos positivos respecto al tabaco: no vale la pena el haberlo dejado, el cigarrillo me acompañaba... De alguna forma, el humo del cigarrillo nos podía aislar del entorno y de los otros. Fumar nos permitía replegarnos en nosotros mismos y, en ocasiones, actuaba como sustituto de una compañía (ver capítulo 4).

c) **Fase de dificultad de gestión de emociones**. Puede durar un tiempo variable, pero lo más frecuente es que sean más intensas durante el primer año de haber dejado de fumar. Se fuma en todas las situaciones emocionales posibles: alegría, tristeza, ansiedad, preocupación... Se debe aprender a afrontar estas situaciones sin nicotina (ver capítulos 3 y 4).

d) **Fase de estímulos**. Va a durar mucho tiempo, incluso toda la vida del exfumador. En un determinado momento, y lo más probable es que no se sepa muy bien por qué, van a aparecer deseos de fumar, por mucho tiempo que llevemos sin hacerlo. Es lo que llamamos *cravings* (capítulo 5): unos deseos muy fuertes de fumar que aparecen desencadenados por estímulos tanto externos (situación, olor...) como internos (estados de ánimo, tristeza...). Cuanto más tiempo se lleve sin fumar, más fácil será controlar estos estímulos.

Toda la base de la adicción al tabaco se encuentra en los efectos que la nicotina produce en el cerebro del fumador. La nicotina es el componente esencial del refuerzo que produce el tabaco y la exposición repetida a este producto crea adicción. Se han realizado numerosos estudios en humanos (ver capítulo 3) utilizando técnicas de imagen de última generación que nos han aportado resultados excitantes en el conocimiento de los efectos que produce la nicotina y el por qué y cómo desarrolla dependencia. No ha sido ninguna sorpresa comprobar que la nicotina actúa en aquellas zonas de nuestro cerebro relacionadas con el aprendizaje, la formación de hábitos y la motivación. Conocemos que parte de nuestro cerebro se encarga de transformar determinadas señales en respuestas emocionales y motivacionales, y es allí donde la nicotina ejercería su función clave.

Existe un porcentaje bajo de exfumadores —no más del uno o dos por ciento— que van a necesitar usar nicotina durante un periodo largo de tiempo. Para entender este concepto, en primer lugar deberíamos distinguir entre la nicotina inhalada a partir del humo del cigarrillo y la nicotina sin humo, también llamada nicotina farmacológica (ver capítulo 4). La nicotina farmacológica, a diferencia de la del cigarrillo, es difícil que cree adicción, debido a la forma en que llega al cerebro. Es más lenta y la

29

velocidad de efecto, en este caso, es uno de los puntos clave para el desarrollo de la adicción. Tenemos ejemplos para sostener esta afirmación. En un estudio realizado en varios centros europeos para comprobar los efectos de la nicotina sobre el intestino de más de setenta no fumadores (entre ellos, exfumadores) con colitis se comprobó que ninguno de ellos desarrolló adicción a la nicotina de los parches ni ninguno de los exfumadores volvió a fumar.[7] Estos pocos exfumadores que van a necesitar esta nicotina son aquellos que, generalmente, no saben gestionar adecuadamente determinados estímulos asociados con el tabaco sin recibir tal sustancia. La mayoría de las veces serán estímulos de tipo emocional. Es mucho mejor usar esta nicotina segura que fumar, ya que, a diferencia de la nicotina inhalada a través del humo del cigarrillo, la nicotina farmacológica no va a despertar el cerebro del exfumador ni va a desencadenar, como veremos más adelante, la activación de todo el sistema de necesidad de nicotina.

Veamos aquí un ejemplo:

Daniel dejó su paquete de cigarrillos *light* hace tres años y desde entonces usa entre cinco y ocho chicles de nicotina al día. Cuando le preguntas si se siente adicto a la nicotina, te contesta que no. Como mucha gente, Daniel piensa que el chicle de nicotina es mucho menos peligroso que fumar. «No puedo pasar sin nicotina», nos comenta.

El debate entre los científicos está servido. Los profesionales no tienen ninguna duda de que la nicotina es adictiva, pero se preguntan si a pequeñas dosis de absorción más lenta que la inhalada con el humo del tabaco no podría actuar o ser como el familiar y habitual café que nos tomamos por las mañanas. Todos tenemos muy claro que ahora es el momento para distinguir entre nicotina y fumar. Las evidencias son claras: el tabaco produce enfermedades y la nicotina no. Como decía Russell, se fuma por la nicotina y se muere por los alquitranes.[8]

Nuestra forma de ser está relacionada con nuestra toma de decisiones. Esto se traduce en la forma serena, reflexiva o impulsiva que adoptemos al decidir dejar de fumar, continuar fumando o mantenernos sin fumar. Determinados rasgos de personalidad, los más inestables emocionalmente y extrovertidos, probablemente tendrán unas mayores dificultades, tanto para dejarlo como para mantenerse sin fumar. Parte de estas características propias de la personalidad pueden verse atenuadas por el efecto de la nicotina. En cambio, las personalidades más estables, racionales e introvertidas lo pueden tener más fácil, ya que a priori no tienen grandes dificultades en racionalizar y superar momentos difíciles. Personalmente, no creo que una determinada forma de ser tenga, en comparación con cualquier otra, unas menores probabilidades de dejar el tabaco y mantenerse sin fumar, ya que todo este proceso es una toma de decisión individual, y por ello siempre exclusiva e intransferible. Ahora bien, sí es cierto que cuanto más maduro se sea, en el sentido del umbral de tolerancia o frustración del que se goce, más probabilidad de éxito obtendremos. Debemos ser capaces de reaccionar a momentos de frustración —dar

31

una calada— sin desmoronarnos, y afrontar la situación como lo que es: continuar como si nada. Si todos los fumadores que han recaído hubieran sabido sobreponerse a esta situación, miles de ellos continuarían sin fumar.

En definitiva, es importante una actitud positiva ante la recaída, que podemos acompañar con la siguiente frase: «He cometido un error al creer que ya dominaba la situación cuando, en realidad, hace solo un mes que lo he dejado», o bien, «He aprendido de esta situación, procuraré que no sea lo habitual».

Esta es una entrevista que tuve con uno de mis pacientes (exfumador) tiempo después de dejar de fumar:

—¿Qué cantidad de tabaco fumabas y cuanto te costó dejar de fumar? —empecé preguntando.

—Yo era un fumador importante. Fumaba más de dos paquetes al día desde que tenía 19 años. Lo terrible es que nunca me planteé fumar, nunca tome la decisión de que fumar era estar en la onda. Nunca me dije: «Yo quiero hacer esto». Era joven y pensaba: «Algún día lo dejaré». Hace unos años, posiblemente siete, empecé a pensar: «Bueno, fuma un par de años más y lo dejas». Fácil, ¿no? Pero siempre lo aplazaba: a primeros de año, cuando cumplas treinta, me decía, y otras tonterías por el estilo. Llegó un momento en que dije basta. Y dejé de fumar. Recuerdo que con cada taza de café me venían ganas de fumar y me decía: «Bueno, este café sabrá mucho mejor sin tabaco». Y así un día detrás de otro hasta que el ansia desapareció.

—**Pero, dime, ¿cómo lo dejaste realmente?**

—Creo que lo intenté un par de veces antes de la definitiva, pero supongo que no estaba psicológicamente preparado. Sin embargo, llegó un momento, a los seis meses de estar sin fumar, que me encontré con un cigarrillo entre los dedos y fumando. No sabría decirte si quería o necesitaba ese cigarrillo, pero me lo fumé. A la semana volvía a fumar otra vez. Ahora hace catorce meses que volví a la unidad de antitabaquismo y he aprendido mucho de las experiencias anteriores. Piensa que ahora veo a alguien fumar y no me reconozco en él, no siento empatía con un fumador. Cuando me tomo el café antes de entrar a trabajar y veo a alguien fumar, pienso en mi situación pasada, cuando apagaba el cigarrillo y me despedía con un «Tío, hasta el próximo, dentro de un par de horas». Ahora me veo libre.

—**En tus intentos de dejar de fumar, ¿crees que fue importante tener el soporte de otra gente que había pasado por tu misma situación?**

—La verdad es que la gran mayoría de mis amigos eran, y son, fumadores. Alguno de ellos lo ha intentado y ha fracasado, otros lo han conseguido y nos sentimos más solidarios entre nosotros.

33

—¿Qué sientes al ser un exfumador?

—Si lo puedo definir de alguna forma, sería como invencible. Si he podido dejar el tabaco y mantenerme sin él, cualquier cosa me parece fácil. Sinceramente, creo que ahora contemplo la vida desde un aspecto más positivo. No sé, igual es una sensación mía, pero es la que vale.

—¿Qué crees que ha cambiado?

—Si quieres que te diga la verdad, me noto más despejado. Aunque parezca mentira, tengo más tiempo para mis cosas. Nunca hubiera dicho que gastaba tanto tiempo con todo lo relacionado con el tabaco.

34

En muchas ocasiones el tabaco se convierte, para lo bueno y para lo malo, en el centro de nuestras relaciones sociales y familiares. En el año 2012 se realizó una encuesta en dieciséis países para comprobar cuál era el comportamiento de los fumadores en el contexto de sus relaciones personales, familiares y sociales.[9] Los resultados, en algunos aspectos, fueron sorprendentes. Por ejemplo, el 36 por ciento de los fumadores había salido en algún momento a lo largo de la noche para comprar cigarrillos. El 25 por ciento de todos ellos habían roto una relación sentimental por no dejar de fumar y el 14 por ciento mentía a sus familiares en relación a su adicción al tabaco.

Fidel Castro comentaba en sus círculos que el presidente Kennedy mandó a sus ayudantes a comprar todas las cajas de puros habanos que hubiera en Washington antes de firmar la ley de embargo a Cuba. Desconozco la veracidad de esta anécdota pero sería un comportamiento esperable de un fumador.

Es cierto que el fumador se ve rechazado en muchas ocasiones en sus relaciones sociales. «¡Cómo hueles a tabaco!», «¿Cómo lo aguantas?», «¡A ver si lo dejas!», «Hazlo por mí.» Estas actitudes no ayudan al fumador. Al dejar de fumar, el primer apoyo lo debe recibir de su círculo más íntimo y palabras como las anteriores no ayudan a la moral del fumador a realizar un intento y a mantenerse sin fumar, esto es, a conseguir llegar a ser un exfumador feliz.

35

2

Tabaco: Un poco de historia.

«Nosotros no inventamos el tabaco, sino que ya
estaba aquí y no podemos darnos el lujo
de dejar de vivir del tabaco.»

DIRECTIVO DE PHILIP MORRIS

«Un cigarrillo es el arquetipo de un placer perfecto.
Es exquisito y deja insatisfecho.
¿Qué más puede pedirse?»

OSCAR WILDE

El negocio

El fumador es una doble víctima: de su adicción y de un negocio.

Poco debían sospechar los dos marineros acompañantes de Colón en su primer viaje cuando, en una mañana de 1492, se adentraron en la isla de Cuba para regresar con unas hojas que los nativos quemaban e inhalaban por la nariz, que su descubrimiento marcaría la cultura, el comportamiento, la salud y la economía de la totalidad de las sociedades que hoy en día conocemos. Como afirma Escohotado[1] en su *Historia general de las drogas*, el ser humano en todas las épocas y culturas ha utilizado sustancias que alteran su estado de conciencia con fines religiosos, mágicos o médicos, pero ninguna de ellas ha tenido el impacto del tabaco en la sociedad de los últimos 150 años.

García Márquez en su artículo cuantificaba las horas que dedicaba a fumar, pero ¿cuantificó lo que invertía en fumar? El fumador es una doble víctima: primero económica —por ser un cliente fijo y fiel a un producto durante años— y, en segundo lugar, es víctima de una adicción. El 20 por ciento de la población mundial es fumadora, lo que representa un mercado potencial de 1.400 millones de clientes a los productos derivados del tabaco. Se calcula que se han fumado 43.000 millones de cigarrillos en todo el mundo en los últimos diez años. Ahora bien, veamos el aspecto positivo: el 80 por ciento de la población es no fumadora y en algunos países el porcentaje de exfumadores llega al 40 por ciento. Solo en China se consumieron más cigarrillos —más de dos mil millones de cigarrillos en un año— que la suma de los cuatro países con mayor consumo, que son Rusia, Estados Unidos, Indonesia y Japón. En la actualidad, las compañías producen seis mil millones de cigarrillos por año en todo el mundo, lo que representa un beneficio neto de 35.000 millones de dólares para la industria. Solo la compañía nacional china de tabacos ingresó en un año 16.000 millones de dólares.[2]

El número de exfumadores ha aumentado de

forma espectacular en la mayor parte de los países occidentales y pone en cuestión la supervivencia de la industria del tabaco a largo plazo. Una situación que nada tiene que ver con la de hace tres décadas, cuando inversores de la talla de Warren Buffett declaraban en público su pasión por las corporaciones de esta lucrativa industria. El producto que vendían no costaba nada producirlo, era adictivo y había una gran lealtad del cliente hacia la marca. Hacían dinero fácil. A pesar de todo, el margen de beneficio sigue siendo envidiable cuando se estiman sus resultados, pero los multimillonarios litigios, la severa legislación, el alza de los impuestos y la pérdida continuada de clientes obligan a las compañías a sumar fuerzas y reinventarse para ser todavía más lucrativas. La industria es poderosa y sabe defenderse. Por ejemplo, en Estados Unidos se ha pasado del 40 por ciento de población fumadora hace cincuenta años al 20 por ciento actual, pero sigue habiendo cuarenta millones de clientes solo en ese país.

Pongamos un ejemplo de lo que representa el negocio a nivel individual. Tomemos el precio medio de 4,5 euros la cajetilla como referente. Tenemos un fumador de treinta cigarrillos al día cuyo sueldo mensual son 1.200 euros. Cada día, su consumo representa 6,75 euros, 47,25 a la semana y 202,5 euros al mes. Este fumador invierte el 17 por ciento de su sueldo en tabaco. Impresionante.

Las estrategias de la industria frente a la disminución de sus ventas han sido diversas. Por una parte, se han visto obligadas a separar el negocio doméstico del internacional para protegerse frente a las demandas, con un mercado mundial del negocio que se encuentra cada vez más en manos de unos pocos. Actualmente, el 83 por ciento del mercado está controlado por las cinco principales grandes compañías. Por otra parte, ellas mismas han puesto sus ojos en los países emergentes, que representan un filón futuro a explotar, especialmente en países asiáticos y africanos, donde la legislación y las políticas frente al tabaco son más laxas e incluso inexistentes.

Las iniciativas relacionadas con la responsabilidad social corporativa, que, en realidad, encubren campañas de publicidad o de presión política, se están convirtiendo en un aspecto central dentro de la estrategia empresarial de las grandes compañías dirigida a reforzar su actividad en los países con rentas medias o bajas: los únicos mercados donde sigue creciendo el consumo de tabaco. Esta es una de las conclusiones que recoge un estudio[3] elaborado por especialistas en salud pública, que hace referencia a las actividades de British American Tobacco, pero también a las otras tres firmas que controlan el negocio del tabaco en el mundo —salvo en China—: Philip Morris International (Marlboro, L&M); Japan Tobacco International (Winston, Camel) e Imperial Tobacco (Gauloises, Fortuna, Ducados). Los autores del artículo describen cómo las compañías explotan en su beneficio las deficiencias que existen en los débiles sistemas sanitarios, educativos o sociales de estos países para ofrecer sus recursos (subvenciones, patrocinios). Gracias a estas estrategias, añaden, tratan de influir en los ámbitos de poder donde se toman las decisiones, pero además trasladan sus mensajes desde una posición más amable de la que les ofrece la publicidad convencional. A través de estos mecanismos, la industria se dirige a sus principales objetivos. Por un lado, a los menores (a través de becas o subvención de actividades lúdicas dirigidas a la población más joven). Por otro, a las mujeres. El informe destaca los esfuerzos por normalizar la imagen de las fumadoras y describe las actividades dirigidas a conseguirlo, como por ejemplo la marcha de mujeres organizada por la Compañía de Tabaco del Congo en ocasión del Día de la Mujer en Goma (República Democrática del Congo), en la que buena parte de ellas fumaban mientras desfilaban.

Una gran paradoja es lo que ocurre en China, donde el número de fumadores sigue creciendo de año en año —unos 300 millones de fumadores actualmente— con la particularidad de que el negocio está en manos del Estado. La venta, distribución, fabricación y beneficios están en manos de un Estado que es responsable al mismo tiempo de las campañas de prevención y control. Una barbaridad.

Veamos algunos ejemplos de esta influencia indirecta de la industria. Con fondos provenientes de la industria tabaquera se organizó en el Reino Unido en el año 2008 un grupo que luchó contra la propuesta del Departamento de Salud de prohibir la publicidad gráfica de cigarrillos. Mandaron miles de postales a los parlamentarios a favor de la retirada de la prohibición. Aunque finalmente no consiguieron que se retirara la propuesta.

Sin sutilezas. La corporación China de tabacos patrocinó en casi setenta escuelas de primaria de todo el país unos carteles con el siguiente mensaje: «Los genios son producto del esfuerzo. El tabaco te ayuda a ser exitoso». Sin comentarios.

41

En el año 2009, un alcalde de una pequeña ciudad de Filipinas intentó organizar un festival libre de humo. Philip Morris reaccionó ofreciendo al alcalde carpas y ceniceros mecánicos para los fumadores y estableció el número de áreas de fumadores que debían permitirse. Para finalizar, un jefe de los Servicios Médicos de Malaui, que a su vez era propietario de una gran extensión de cultivo de tabaco, escribió una publicación en la cual, aparte de mostrar una lista de los grandes beneficios económicos que representaba el tabaco para su país, afirmaba: «Las enfermedades y muertes vinculadas con el tabaco son problemas que afrontan principalmente las sociedades más adineradas». Philip Morris repartió miles de copias de la publicación.[2]

Para visualizar cómo se ha ido desarrollando el negocio del tabaco a lo largo de los años, tomemos algunas cifras sobre el porcentaje de fumadores en distintos países. En el año 1980 existían casi 280 millones de fumadores en el conjunto de todos los países desarrollados —183 millones de hombres y 97 millones de mujeres—, con un consumo medio de 23 cigarrillos al día. En el año 2012, estas cifras se redujeron a 242 millones (hubo, por tanto, poca reducción), 154 millones de hombres y 88 de mujeres, junto con una disminución en el número de consumo de cigarrillos, un paquete al día.

Miremos ahora las cifras en los países no desarrollados, donde en 1980 había 441 millones de fumadores, 389 de los cuales eran hombres y 52, mujeres. En el año 2012 pasaron a ser 726 millones, un incremento muy importante tanto en hombres (654 millones) como en mujeres (72 millones). Realicemos unas simples cuentas. En los países del primer mundo dejaron de fumar 38 millones de personas en poco más de treinta años. Pero ¿qué ha ocurrido en los países menos desarrollados? Se impuso el negocio. Total: más de 285 millones de nuevos fumadores en tres décadas. ¿Un negocio en recesión? Según estas cifras, parece más activo que nunca. En un país como Indonesia, donde la industria ha focalizado sus recursos, en 1980 fumaba el 55 por ciento de los hombres, y treinta años después hay prácticamente las mismas cifras, el 54,3 por ciento. La industria nunca pierde.[4]

Analicemos las ventas en España. Queda claro en el gráfico 1 cómo en los últimos años la venta de cajetillas de tabaco se ha reducido en un 42 por ciento entre 2009 y 2014. Ahora bien, esta reducción se ha visto compensada con el incremento de las ventas de otros productos del tabaco, fundamentalmente de tabaco de liar.[5]

43

CAJETILLAS/MILES DE MILLONES
(porcentaje de ventas respecto a 2009)

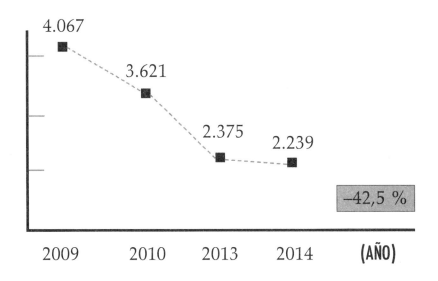

El tabaco de liar, que socialmente se considera más artesanal y más sano, incrementó sus ventas en casi un 14 por ciento. ¿Las causas? Evidentemente económicas, ya que con una bolsa estándar de este tipo de tabaco se pueden liar cerca de dos paquetes de cigarrillos convencionales. ¿Más sano? Ni mucho menos, es igual o más perjudicial que el tabaco convencional. También el consumo de cigarros habanos ha incrementado de forma espectacular sus ventas. El negocio continúa, no se detiene aunque sea con nuevos productos.

TABACO DE LIAR (MILLONES DE KILOS)
Y CIGARROS (UNIDADES MILES DE MILLONES).
Porcentaje de ventas respecto a 2009.

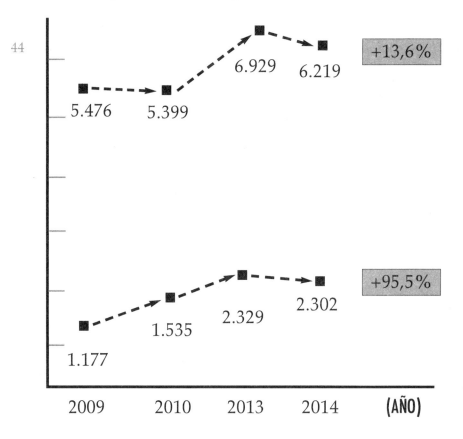

44

En el año 2014, las ventas de los distintos productos del tabaco representaron, en España, un negocio de 11.849 millones de euros.

La película *Gracias por fumar* (*Thank you for smoking*), dirigida por Jason Reitman en 2005 y basada en la novela de Christopher Buckley, incluye una escena en la cual el protagonista, que trabaja para la industria del tabaco, queda para comer con un portavoz de una organización proarmamentística y una directiva de la industria del alcohol. El diálogo entre los tres directivos no tiene desperdicio.

Nick Naylor, de la industria del tabaco, inicia la conversación con la siguiente frase:

—No vendemos pastillitas de menta, ¡vendemos tabaco!, algo que mola, es fácil de conseguir y crea adicción. Nuestro trabajo se hace solo y me permite pagar la hipoteca. [...]. No te ofendas, pero el tabaco genera más antipatías que el alcohol.

—La gran noticia.

—¡Mi producto mata 475.000 personas al año!

—Esta sí es una buena cifra.

—¿Cuántas muertes se producen por el alcohol? ¿100.000? ¿Qué es eso? Qué tragedia. Disculpa si no veo a terroristas secuestrando a gente del alcohol.

—Y tú, ¿cuántas muertes por armas de fuego?

—Once mil.

—¿Estás bromeando? Tampoco ningún terrorista os va a molestar.

—Es una discusión estúpida, faltan los de la comida rápida.

—Ya lo creo.

45

En el fondo, este diálogo demuestra la moral de la industria. Y en esta competición el ganador fue el tabaco.

Es una mañana como cualquier otra, estamos en 1981 en la ciudad de Nueva York y Rose, una mujer de 56 años, se dirige con el pitillo en la boca acompañada de una molesta tos, que hace años que no la abandona, a la consulta de su médico de familia como lo hace cada año para controlar sus enfermedades y hacerse una revisión. No le falta de nada; tiene hipertensión, arritmia y bronquitis desde hace años. El médico la explora, todo bien, y decide hacerle una radiografía para ver el tamaño de su corazón. Sorpresa…, y desagradable, en la radiografía su médico le detecta un nódulo en el pulmón derecho. La envía al hospital y es intervenida en pocos días de su tumor. Diagnóstico: carcinoma de pulmón.

Cuento este caso de Rose DeFrancesco Cipollone porque su caso ha marcado un antes y un después en las demandas contra la industria del tabaco.[6] Rose había nacido en 1925 en el barrio de Queens en Nueva York. Su padre ya era un gran fumador, más de dos paquetes al día. Empieza a fumar a los 16 años. Su padre fallece al poco tiempo por una embolia cerebral que los médicos atribuyen a su gran consumo de tabaco. Al casarse en 1945 con Antonio, no fumador, este le insiste continuamente en que deje de fumar. Continúa fumando, va cambiando de marcas, incluso durante sus embarazos, a pesar de que lo intenta dejar primero con cigarrillos con filtro y luego con cigarrillos *light* o bajos en nicotina, pero no consigue separarse nunca del cigarrillo. Es entonces cuando se da cuenta, por primera vez, de que

46

dejar de fumar no es fácil. Rose sufre una recaída en 1982 y la vuelven a intervenir.

Marc Edell era un abogado especializado en demandas que se entera del caso de Rose y la visita para intentar convencerla, a ella y a su marido, de presentar una demanda contra las empresas del tabaco. Convence al matrimonio y presentan una demanda en 1983 contra los tres fabricantes de las marcas de cigarrillos que Rose había fumado. Hasta este momento se habían presentado diversas demandas contra la industria, pero todas ellas habían fracasado: las demandas se basaban en que los fumadores desconocían los riesgos de fumar y los argumentos de las sentencias en contra aducían que los paquetes de cigarrillos llevaban advertencias sobre su peligro.

Pero Edell fue astuto. No argumentó que su cliente desconocía el peligro de fumar, admitía que era consciente y había leído las advertencias y artículos sobre los peligros del tabaco, pero que era incapaz de dejar de fumar. Su demanda se basó en lo que conocía y escondía la industria. Consiguió tener acceso a más de 300.000 documentos[7] y todo salió a la luz: los fabricantes conocían desde hacía años los riesgos del tabaco y su capacidad para provocar enfermedades, entre ellas el cáncer. Pero fundamentalmente los documentos ponían en evidencia que las empresas conocían perfectamente la capacidad de crear adicción por culpa de la nicotina que contenían sus productos, así como todos los esfuerzos que realizaban para ocultar estas evidencias. A Rose no le faltaba voluntad, simplemente se trataba de que la nicotina no le permitía dejar el tabaco. Rose murió debido a su enfermedad en 1984.

El juicio se inició en 1987, y Edell y la familia de Rose perdieron: se consideró que ella era la responsable de su enfermedad y solo una de las compañías, la marca que fumaba hasta 1966, tuvo que pagar 400.000 dólares, que no sirvieron ni para cubrir los costes del juicio.[8] Fue el primer caso, al que siguieron muchos más. En 1997 eran tantas las demandas presentadas que los fabricantes propusieron un acuerdo global con diversos estados para hacer frente a las demandas. La pobre Rose fue presentada como una adicta ignorante sin voluntad, pero con el tiempo se ha convertido en un referente de las víctimas de una industria sin escrúpulos.

De la planta al cigarrillo electrónico

De la agricultura a gran negocio, de la medicina a la política; en definitiva, evidenciar cómo el consumo de tabaco se ha ido asociando profundamente a nuestra cultura, ciencia, política y legislación en los últimos cien años requiere un repaso histórico para entender la situación actual de una industria que nos ha llevado a unas consecuencias catastróficas para la salud, de dimensiones inicialmente inimaginables.

Antes que el cigarrillo… existía el tabaco. Mucho antes de la llegada de Cristóbal Colón, los nativos ya habían aprendido a domesticar y cultivar la planta silvestre del tabaco. Posiblemente la planta tiene sus orígenes en la zona andina, cerca del lago Titicaca, donde se la conocía desde el año 3.000 a. C. Desde ahí, se extiende por todo el conteniente americano.[9] A pesar de que existen diversas variedades, los europeos, a su llegada, observaron que los nativos cultivaban principalmente dos variedades: la *Nicotiana Rustica*, una hoja estrecha y muy amarga con un alto contenido en nicotina que se encontraba fundamentalmente en México, el este de América y Canadá y que se fumaba en pipa, y la *Nicotiana Tabacum*, de hoja ancha y tallo alto, mucho más suave que la anterior y que se ha convertido en el principal cultivo de tabaco en el mundo.

Las primeras evidencias del uso del tabaco las tenemos en grabados mayas de hace 1.500 años. Ya se aprecia el consumo de hojas de tabaco por este pueblo precolombino con fines religiosos y ceremoniales, pero también sociales y medicinales. A finales del siglo XII, los aztecas invadieron el territorio maya y asimilaron la costumbre de fumar tabaco. Sin embargo, atribuyeron al acto de fumar un carácter más social que religioso y, lo que es más importante, se centraron en el refinamiento de los utensilios de fumar.

El nombre que las culturas precolombinas daban a la planta era distinto dependiendo de cada zona: así, los aztecas la llamaban *picietl* o *quauh iyetl*, según la variedad, *pito* en Brasil, *patoun* o *petún*, o finalmente *cohiba*, término con el que se referían realmente a la ceremonia de fumar y no a la propia planta.[10] Se piensa que la palabra «tabaco» puede proceder del tubo en forma de «Y» que los indígenas taínos usaban para aspirar el humo y al que denominaban *tobago*. Aunque también utilizaban otro instrumento o pipa más sencilla, que consistía en un solo canuto de caña con el cual aspiraban el humo aplicando una de sus extremidades a la nariz. Con el paso del tiempo, se intercambiaron los nombres: el vocablo maya *cikar*, que significaba «fu-

49

mar», se asignó al cigarro o cigar y el *tobago* o utensilio en forma de «Y» con el que lo aspiraban sirvió para denominar a la propia planta del tabaco.

Existen cuatro variedades básicas de tabaco: rubio, negro, habano y oriental. Lo que correspondería a los tipos Virginia, Burley, Oriental y la hoja de tabaco o havana (los cigarros).

El tabaco tipo Virginia —su nombre proviene del nombre del estado de Virginia (Estados Unidos), donde fue cultivado por primera vez— es conocido como «tabaco rubio» debido al color amarillento-anaranjado que adquiere durante el proceso de curado. Esta variedad tiene una alta proporción en azúcares, entre un 10 y un 20 por ciento, que le da un sabor fuertemente dulzón y posee un contenido nicotínico medio-bajo.

La variedad Burley es originaria del estado de Kentucky, también en los Estados Unidos, y es la segunda variedad más cultivada en el mundo. El Burley es más fuerte que el Virginia, con un contenido en nicotina que varía del 1,5 al 4,5 por ciento. Es el tabaco más utilizado en las mezclas aromáticas al retener los aromas de una forma bastante más eficiente que otros tipos de tabaco.

Por último, los tabacos de tipo Oriental, cultivados fundamentalmente en Turquía, Grecia y Macedonia, son de hojas pequeñas con un bajo contenido en nicotina pero de un sabor muy fuerte.[11]

El contenido en azúcar es de una importancia crucial en la química del tabaco. Las hojas de tabaco usadas tradicionalmente para elaborar los cigarros o el tabaco para pipa suelen ser curadas al aire, técnica que reduce su contenido en azúcares de forma muy importante. Por el contrario, las hojas curadas con calor artificial retienen las grandes cantidades de azúcares que poseen, un determinante muy importante para la química y las propiedades de los tabacos que son elaborados usando este método. El contenido en azúcares en el tabaco elaborado es de una gran importancia, pues cuando queman estos azúcares se crean una serie de ácidos en el humo que neutralizan las moléculas alcalinas de nicotina produciendo un humo menos áspero. Las hojas de tabaco curadas de forma artificial son mucho menos alcalinas y producen un humo que es más suave, más neutral y, en definitiva, más fácil de inhalar.

El gran salto

En octubre, los arawak, habitantes de las Bahamas —primer territorio que encuentra Colón a su llegada al nuevo continente y que bautiza como San Salvador—, ofrecen hojas secas al explorador europeo. Sin comprender su significado, Colón las desecha.

Un mes más tarde, Rodrigo de Jerez y Luis Torres —a lo largo de una incursión al interior de la isla de Cuba— encuentran a lugareños que inhalan el humo de hojas secas de tabaco encendidas a través de cañas en forma de pipa. Cuando contaron al almirante su descubrimiento, este les prohibió que usaran algo que parecía «propio de salvajes». Desobedecieron la orden y se convirtieron en los primeros occidentales consumidores de tabaco.

Aunque no todos los historiadores están de acuerdo, parece ser que la introducción del tabaco en Europa se produce a través de estos dos marineros tras su regreso al reino de España con las novedades del descubrimiento, entre ellas, hojas y semillas de tabaco. El propio Rodrigo de Jerez plantó las semillas en su propia casa y fue denunciado a la Inquisición por su mujer por «echar humo por la boca y la nariz como un demonio», pasando por ello cuatro años en la cárcel.

Oficialmente, el introductor de la planta en Europa fue fray Román Pané, acompañante de Colón en su segundo viaje, quien aconseja al emperador cultivarlo en sus jardines debido a sus propiedades medicinales y curativas. A partir de este momento, las semillas se introducen cada vez en mayor cantidad y los cultivos se extienden. Su expansión por Europa se debió al embajador francés en Lisboa Jean Nicot —de ahí la palabra «nicotina», en su honor—, que había cultivado la planta del tabaco y que creía que poseía propiedades medicinales. El embajador manda parte de su cosecha a su reina, Catalina de Médici, y le recomienda usar el tabaco molido —esto es, el rapé— para curar sus migrañas, de forma que Catalina de Médici se convierte en una gran defensora del tabaco y lo pone de moda en todas las cortes europeas.

El tabaco fue extendiéndose por todo el mundo, siendo los primeros nuevos cultivadores los países de Oriente Medio. De ahí, el tabaco dio el salto a África a través de las colonias portuguesas, españolas (en 1560) y finalmente holandesas, llegando hasta Asia (a China en 1530 y a la India en 1600) a través de las colonias inglesas.

El siglo XVI puede considerarse como la edad de oro del consumo de tabaco en pipa. A finales del siglo XVII se introduce la moda de esnifar el rapé y también de mascar tabaco, sobre todo entre los marineros, que no podían usar las pipas en los barcos por el peligro de incendio que suponía. A inicios del siglo XIX el cigarro, o puro, busca su lugar al sol y su consumo se incrementa de forma importante, fundamentalmente entre las clases más adineradas. Su elaboración y fabricación eran totalmente artesanales. Y fue entonces cuando llegó un emprendedor.

El emprendedor

La adicción a la nicotina tiene su origen en un golpe de suerte: el matrimonio entre la variedad Virginia y el curado con calor artificial. El curado artificial da a las hojas un color amarillo brillante parecido al limón pero, y esto es lo más destacable, también provoca en las hojas del tabaco un cambio químico que hace a la planta ligeramente más ácida, un proceso que favorece su inhalación. Ha nacido el cigarrillo.

Esta transformación ayuda a que los fumadores puedan inhalar profundamente el humo, cosa que no se podía llevar a cabo con el humo de pipa o de los cigarros puros. De esta forma, la nicotina contenida en las hojas se absorbe con una gran rapidez y llega al cerebro en pocos segundos. El diseño del cigarrillo es muy simple: el tabaco es enrollado en papel, que se quema por un extremo mientras que el humo generado es inhalado por el otro. Sin embargo, la industria ha generado un producto con un nivel de sofisticación muy elevado en el cual el papel, el filtro, la ventilación y los aditivos facilitan sus efectos sobre el fumador.

James Buchanan Duke fue el gran visionario. Transformó de forma radical la industria del tabaco introduciendo las nuevas tecnologías en la producción y el concepto de márketing. En las empresas de Duke los cigarrillos se liaban a mano hasta que coincidió con un inventor: James Bonsack. En 1881 Duke viaja a Nueva York en busca de emigrantes recién llegados para incorporarlos a sus fábricas y conoce a Bonsack, que había inventado y patentado una máquina que enrollaba automáticamente los cigarrillos. Este invento permitía una producción de 120.000 cigarrillos al día, mientras que de forma manual se llegaban a enrollar solo 200 cigarrillos por turno. Estas máquinas producían un cigarrillo de una gran longitud que luego era cortado al tamaño adecuado por unas tijeras giradoras. Los extremos, tras el corte, permanecían abiertos y fueron rellenados con azúcar, glicerina y productos químicos para evitar que el cigarrillo se resecara. Duke instala dos de las máquinas de Bonsack y las perfecciona cuando introduce, pocos años después, las técnicas de color en sus paquetes de cigarrillos. Duke se encuentra con una gran oferta de cigarrillos, pero todavía con una demanda baja. Empieza a introducir las técnicas de promoción y márketing para sus productos y, junto a los principales productores, crea la American Tobacco Company para seguir estrategias conjuntas.

A la gente le gustaron los cigarrillos industriales; tenían un aspecto más moderno y más higiénico. Duke empieza entonces a mirar al exterior, y poco tiempo después se alía con los grandes nombres de la industria británica, creando la British American Tobacco y, con ello, dominando, entre ambas compañías, la totalidad de la industria mundial de los cigarrillos. De todas formas, al inicio del siglo XX solo el cinco por ciento del mercado de tabacos era debido al consumo de cigarrillos, aspecto que preocupaba muchísimo a Duke.[12]

La Primera Guerra Mundial marcará el punto

crítico. Será a partir de entonces cuando el cigarrillo se convertirá en el producto hegemónico de la cultura de consumo.

En 1913, Reynolds, una de las grandes compañías, lanza su producto estrella: Camel. La campaña de publicidad hace historia. En una primera oleada publican en todos los periódicos del país el siguiente mensaje: «Los camellos están llegando»; en las siguientes semanas: «Mañana habrá en este país más camellos que en África y Asia juntas», y finalmente: «Los cigarrillos Camel están aquí». La publicidad moderna ha nacido de la mano de la industria tabaquera.

En los años veinte las empresas que surgieron de la American Tobacco Company —ya que la ley antimonopolio hizo que se crearan solo tres grandes empresas— se repartían el 80 por ciento del mercado: Reynolds con Camel, Liggett & Myers's con Chesterfield y la American Tobacco Company con Lucky Strike.

¿Falta algo? En 1933 una nueva empresa se une a las tres grandes: Philip Morris. Su producto estrella se introdujo en 1927 con el nombre de Marlboro e iba dirigido fundamentalmente al público femenino. Su popularidad se basaba en una nueva innovación: el dietilenglicol, que hacía más suaves los cigarrillos. La empresa dirige su atención a la profesión médica con el argumento de que su producto es menos irritante y lanza una campaña, tanto en prensa generalista como en revistas médicas, donde se asocia su producto a una forma más saludable de fumar: «Pregunte a su médico sobre fumar *light*». Allan Brandt[13] refiere la anécdota que tuvo lugar en la Convención Médica Americana de 1947, donde los médicos asistentes formaban largas colas frente al stand de Philip Morris, en el cual se regalaban sus cigarrillos y se explicaban las ventajas del nuevo producto.

El cigarrillo llega a la cumbre y se asocia a un cambio social radical. La sociedad aprende cómo fumar y el cigarrillo queda integrado en el contexto social y cultural, tanto en el trabajo como en el ocio, traspasando las barreras del uso tradicional del tabaco.

Durante la Segunda Guerra Mundial los fabricantes se adaptan a la nueva contingencia histórica y usan su producto como un símbolo de patriotismo distribuyendo gratuitamente cigarrillos entre los soldados. Tanto durante la guerra como en los meses posteriores, el cigarrillo se convierte en moneda de pago y emerge en torno a él un mercado negro muy lucrativo. En cincuenta años pasan de representar el 27 por ciento del mercado al 81 por ciento en el año 1952.

A medida que las primeras críticas y evidencias científicas sobre la repercusión del tabaco en la salud van saliendo a la luz pública, la industria empieza a trabajar en la aplicación de cambios considerables sobre sus productos: aparece el filtro, que se anuncia de modo triunfante como solución a todos los problemas que se le atribuyen al cigarrillo. Al inicio de los años cincuenta se empiezan a comercializar las primeras marcas con filtro. Philip Morris, hasta entonces la menor de las grandes compañías, cambia de estrategia y añade el filtro de acetato de celulosa a su marca estrella. La transformación de Marlboro de producto femenino a producto para «machos» es, posiblemente, la mejor y más sofisticada técnica de promoción de la industria tabaquera en el siglo XX. Al filtro añadieron un nuevo diseño de la cajetilla, tal y como la conocemos hoy en día, siendo muy pocos los productos de consumo que han logrado mantener con éxito un mismo diseño durante tanto tiempo. Es impagable el anuncio televisivo estrenado en 1962 con el *cowboy* —interpretado por un hombre que, por cierto, no fumaba y terminó siendo un gran fumador que falleció de cáncer de pulmón— cabalgando con la música de *Los siete magníficos* de fondo. Marlboro Country.

En la actualidad, el 98 por ciento de los cigarrillos en el mercado llevan filtro con el objetivo de reducir algunas partículas —alquitranes— presentes en el humo del cigarrillo. Los filtros de acetato de celulosa son los más utilizados, pero en algunos países, como en Japón, los filtros están hechos con un carbón que tiene cierto papel en el filtrado de algunos gases.

La repercusión de los filtros y sus consecuencias sobre la salud no son fáciles de medir, pero, en cualquier caso, el humo filtrado continúa siendo altamente tóxico para el fumador. Con la aparición de los filtros fueron también introducidos unos pequeños agujeros en el papel y alrededor del filtro con la finalidad de diluir el humo en el aire. Estos pequeños agujeros son la principal característica de diseño de los llamados cigarrillos *light*; sin embargo, al usar estos cigarrillos, el fumador lo único que hace es bloquear con los labios o los dedos estos agujeros para reducir la dilución e incorporar más humo, junto con inhalaciones más profundas para compensar la menor cantidad de nicotina que este cigarrillo vehicula. El grado de porosidad del papel del cigarrillo es otro de los factores importantes añadido por los fabricantes. Una mayor porosidad del papel permite modificar la cantidad de aire en cada calada y reducir la cantidad de humo generado. Al papel también le añaden aditivos para controlar su velocidad de combustión, para que se queme más lentamente.

En definitiva, aquí vemos cómo una pequeña innovación terminó potenciando una gran industria y, como consecuencia, condicionó las vidas de millones de personas.

Tabaco y mujer

No tenemos ninguna evidencia de que en la Europa y la América preindustrial existieran prohibiciones o restricciones para el consumo de tabaco entre las mujeres. Donde había hombres fumadores existían también mujeres fumadoras. Con el inicio de la industrialización, los roles sociales cambiaron y el tabaco como herramienta de seducción por parte de las mujeres hizo su aparición.

La Primera Guerra Mundial tuvo un papel significativo en el futuro del cigarrillo entre las mujeres. La guerra hizo que las mujeres se incorporasen al mercado laboral y adoptaran hábitos hasta entonces reservados a los hombres, entre ellos, fumar, muchas veces asociado al concepto de patriotismo.

En los años veinte los cigarrillos ya son omnipresentes y se han popularizado en la cultura de los más jóvenes. El cigarrillo empieza a jugar un rol importante en los rituales de identidad de los adolescentes, bajo la premisa «Fumar es de adultos». Entre las mujeres, se contempla el cigarrillo como un marcador de independencia y autonomía, formando parte de la rebelión que incluía la música, la cosmética y la experimentación sexual. En una manifestación por la libertad sexual realizada en 1929 por las calles de Nueva York, las manifestantes llevaban los cigarrillos en alto como señal de discriminación. El tabaco era un producto de hombres y se consideraba un signo de dominación masculina, motivo por el cual las mujeres lo convierten en una herramienta feminista y reivindicativa, de la conquista de la igualdad entre géneros y también como símbolo de la lucha por los derechos políticos y civiles.

Con la Ley Seca, durante los dorados años veinte en Estados Unidos, el tabaco asume alguno de los elementos que históricamente había tenido el alcohol, esto es, el uso del cigarrillo como vehículo para romper el hielo en entornos sociales, como estimulante y como referente de la sociedad urbana. Las mujeres no fueron ajenas a este movimiento. Las universidades también se incorporan a esta moda y permiten en sus instalaciones el consumo como gesto rompedor de reglas. Este contexto a inicios de los años veinte facilita la aparición del concepto de «mujer moderna»: liberada, independiente, instruida y profesional. Su imagen empieza a adquirir formas de actuación masculina y, entre ellas, el cigarrillo entre los labios. La industria hace suyo este mensaje sin cuestionar su lucha y se inicia el márketing dirigido exclusivamente a este sector para incrementar el mercado. Las empresas publicitarias se basaron en tres conceptos clave en sus promociones: liberación, libertad e imagen (esta última relacionada con el control del peso). Posiblemente una de las claves de la feminización del cigarrillo en Estados Unidos fue la revolucionaria campaña de Lucky

Strike «Toma un Lucky en vez de un dulce», imponiendo la delgadez como nuevo patrón estético y ligando para siempre el cigarrillo con un menor peso.

Al final de la Segunda Guerra Mundial se difunde prácticamente por todos los países occidentales el consumo de tabaco entre las mujeres, alcanzando su pico a finales de los años sesenta. Se inicia entonces la era de la erótica del cigarrillo en los modelos femeninos. El modelo, mil veces explotado por el cine, que ligaba el acto de fumar con la atracción sexual, hace su aparición en esta época y promueve un determinado perfil en el cual fumar se asocia con un mayor atractivo, convirtiéndose en un elemento central del proceso de seducción. Una imagen que llega incluso hasta la actualidad…

Una fumadora de 24 años me reconocía lo siguiente: «Sé que me va a causar problemas de salud, pero… es atractivo y sensual. Socialmente juego con el cigarrillo, y en una discoteca, no sé, me ayuda a seducir. —Mientras hablaba se acompañaba de gestos—. Delante de un chico beso el cigarrillo. Es lo más sensual que conozco. Es un gesto casi fálico».

En los años sesenta, Philip Morris se había convertido en la compañía líder de ventas gracias a su marca estrella, Marlboro. Pero su sed era insaciable y seguía buscando nuevos mercados para su expansión. Curiosamente, uno de estos «nichos» de mercado fue abandonado al focalizar su marca estrella hacia los hombres, cuando inicialmente Marlboro era un producto que debía ir dirigido a las mujeres. Es entonces cuando la marca Virginia Slims aparece en escena en Estados Unidos. A pesar de que ya existían productos en el mercado dirigidos exclusivamente al *target* femenino, el nuevo producto tuvo un éxito sin precedentes con una campaña de márketing diseñada con un solo objetivo: la mujer. Conceptualmente asociaron la marca con el feminismo, la belleza y la delgadez. El propio cigarrillo ya era más delgado que las marcas habituales, con un diseño de paquete elegante que llegó incluso a considerarse como un accesorio de moda. A inicios de los setenta la marca decide asociarse al tenis femenino y fue en ese momento en el que vimos por primera vez cómo algunas grandes estrellas del deporte promocionaban una marca de tabaco.

En España, la incorporación de la mujer al consumo de cigarrillos se produce más tarde que en otros países occidentales.[14] Podemos identificar dos momentos: durante la Segunda República y a principios de los años setenta. En la primera mitad del siglo XX, que las mujeres fumaran era algo extraordinario. Hubo excepciones: artistas y grupos de mujeres urbanas de clase alta que comenzaban a asumir el rol implantado en otros países. Con la dictadura franquista existe un parón hasta finales de los años sesenta, cuando el cigarrillo pasa a extenderse entre las mujeres de clase media urbana y con estudios.

Posiblemente una de las constantes que llama la atención sobre el tabaquismo en la mujer es la relación entre el embarazo y dejar de fumar. Si observamos el porcentaje de mujeres que fumaron durante el embarazo —independientemente de la cantidad—, el gráfico 3 nos muestra una disminución importante en los últimos años. Como vemos, en los años noventa más del 30 por ciento de las mujeres que fumaban lo continuaban haciendo durante el embarazo. Actualmente solo un 18 por ciento lo hace.[15,16]

PORCENTAJE DE MUJERES FUMADORAS QUE CONTINÚAN
FUMANDO DURANTE EL EMBARAZO.

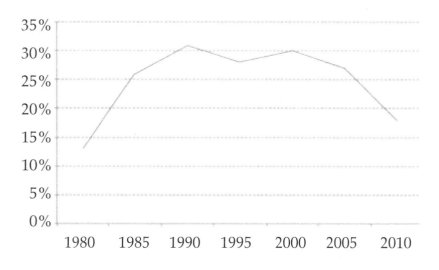

62 Los mecanismos mediante los cuales los distintos
ciclos hormonales y cambios que se producen durante el embarazo influyen sobre dejar de fumar no
están todavía demasiado claros. Lo que sí es cierto es
que cuando hablas con distintas mujeres exfumado-
ras que dejaron de fumar durante el embarazo todas
ellas comentan que no les costó dejarlo ni sufrieron
un cuadro de mono nicotínico severo. Lo primero
que piensas es que el grado de motivación al estar
embarazadas es muy alto y esto facilita el proceso.
Pero ¿y el mono nicotínico? Ahí es donde no tenemos todavía respuestas claras.

Las dos principales hormonas femeninas, el estra-
diol y la progesterona, han demostrado que tienen
acciones muy bien documentadas sobre las zonas del
cerebro que afectan a lo que llamamos «circuito de
recompensa» (ver capítulo 3), que está íntimamente
relacionado con los efectos de la nicotina. Durante el

embarazo, la mujer tiene niveles muy elevados de una de estas hormonas, la progesterona, y esta a su vez tiene efectos sobre los anclajes cerebrales de los mensajeros químicos de la nicotina. Esta podría ser una de las explicaciones del por qué durante el embarazo no se producen los síntomas típicos de falta de nicotina. A los pocos días después del parto, los niveles disminuyen de forma espectacular y este es uno de los momentos clave en la recaída de las mujeres que no fumaron durante el embarazo.

Existen ya estudios en animales que sugieren un papel de esta hormona en la adicción a la nicotina. Por ejemplo, en estudios realizados en primates se vio que cuando se administraba esta hormona junto con nicotina los niveles de autoadministración disminuían. Por otra parte, en experimentos realizados entre ratas embarazadas y no embarazadas la cantidad de autoadministración de nicotina entre las primeras era mucho menor y este efecto duraba hasta la lactación. De todos estos estudios parece desprenderse que posiblemente las mujeres puedan tener una mayor vulnerabilidad biológica a los efectos reforzadores de la nicotina basados en sus niveles de determinadas hormonas. Esto ocurriría no tan solo durante el embrazo, sino también a lo largo del ciclo menstrual y la menopausia.[17]

Y llegan los científicos

A principios del siglo XX la idea que el tabaco tenía propiedades curativas se abandona totalmente, excepto para aquellos que defendían que la nicotina mejoraba ciertos aspectos de la función cerebral. Los movimientos antitabaco existentes hasta entonces no actuaban basados en evidencias científicas. Aun así, se habían ido acumulando desde principios del siglo XIX algunas relaciones entre el uso del tabaco y diversas enfermedades.

La conexión entre el tabaco y el cáncer de pulmón no se empezó a reconocer, aunque todavía de forma muy limitada y en pequeños círculos científicos, hasta finales del siglo XIX. Esta enfermedad era excepcional en aquellos tiempos y solo existían 140 casos publicados en la literatura científica a inicios del siglo XX. Previamente, a mediados del siglo XVII, se habían descrito las primeras lesiones producidas por el rapé. Y años más tarde, los médicos ya relacionaban sin ninguna duda el cáncer de labio y boca con el hábito de fumar en pipa.

En 1898 un estudiante alemán llamado Hermann Rottman presentó en la Universidad de Würzburg un trabajo en el cual especulaba acerca de que la inhalación de las hojas del tabaco —no del humo— podía ser la causa del elevado número de cánceres de pulmón que se observaban entre los trabajadores alemanes de la industria del tabaco.[18]

En 1939 un joven médico del hospital de la ciudad de Colonia pone las bases de lo que sería el método más generalizado en el estudio de las causas ambientales del cáncer, al comparar un número de casos de cáncer de pulmón con un número igual de pacientes sin cáncer y comprobar que los pacientes con cáncer son mayoritariamente fumadores de cigarrillos.[19]

En esta misma época un investigador argentino que trabajaba en el Instituto de Medicina Experimental de Buenos Aires, Ángel Roffo, demuestra que los alquitranes extraídos del tabaco podían causar tumores en animales de experimentación.[20]

Roffo defiende la teoría de que los cánceres que se producen a lo largo de lo que denomina la «calle del tabaco» —labios, boca, laringe, pulmón—, pueden ser causados por los alquitranes contenidos en el humo de los cigarrillos. Y lo que es más importante, defiende que el cáncer puede ser debido al complejo alquitrán-hidrocarburos presentes en el humo del cigarrillo, y no a otros productos como la nicotina. Al aplicar nicotina en animales de laboratorio no se produce ningún tipo de lesión e incluso el investigador demuestra que puede provocar cáncer en animales aplicando tabaco sin nicotina.

Roffo fue muy criticado por otros científicos y la industria hizo todo lo posible para desacreditarlo basándose en que las temperaturas que usaba en sus experimentos eran más elevadas de las que se usan al fumar. Estas afirmaciones no eran ciertas, ya que Roffo utilizó distintos tipos de tabaco quemado a temperaturas aproximadamente idénticas a las usadas al fumar. En los memorandos internos de la industria tabacalera sí se tomaron en serio estos descubrimientos y llamaron a Roffo el «jefe de las teorías que quieren demostrar la relación entre fumar y el cáncer del sistema respiratorio». Pero dieron un paso más; el director de investigación de la American Tobacco afirmó: «Seguimos de cerca los trabajos de Roffo y creemos que es un descubrimiento desafortunado y no algo que se produzca de forma general».

A principios del siglo XX el 70 por ciento de los hombres eran fumadores, pero tan solo la mitad de ellos desarrollaban algún tipo de cáncer. Cuando algún tipo de factor está muy extendido entre la población es muy difícil establecer una relación.

Como decía el gran epidemiólogo inglés Richard Peto, «era como intentar relacionar el cáncer con estar sentado».[18]

A finales de la década de los años cuarenta del siglo pasado, las autoridades británicas analizaron las estadísticas de mortalidad del país observando que las cifras de cáncer de pulmón se habían multiplicado por casi veinte en los últimos veinte años. Con estas cifras delante, se crea una comisión de expertos para intentar determinar las causas del aumento del número de casos de una enfermedad hasta entonces relativamente rara. Los debates fueron acalorados y llegaron a diversas conclusiones para explicar este aumento: contaminación por el carbón, contaminación por el tráfico, el alquitrán de las calles... Finalmente encargaron al gran bioestadístico del momento, Bradford Hill, que realizara un estudio para establecer las causas. Hill contrató a un joven investigador, Richard Doll, un personaje frío, calculador, formal y fumador. El grupo de Hill y Doll replicó el estudio que algunos años antes se había realizado en Colonia: seleccionaron un grupo de pacientes con cáncer de pulmón y otro grupo comparable con otras enfermedades, reclutados entre veinte hospitales de Londres y su área metropolitana. Todos estos pacientes fueron entrevistados por empleados de los hospitales y se les sometió a un extenso cuestionario donde, y casi al final del mismo, se preguntaba por el consumo de tabaco. Solo encontraron la misma relación: fumar cigarrillos y cáncer de pulmón. Estudiaron 647 casos de cáncer de pulmón: todos ellos eran fumadores de cigarrillos. Doll, impresionado, dejó de fumar.[21]

En el otro extremo del Atlántico, un joven estudiante de Medicina de origen alemán, Ernst Wynder, se encuentra con un cáncer de pulmón en un paciente joven ingresado en el Hospital de Nueva York, donde está realizando sus prácticas. El caso lo marca profundamente al comprobar que su paciente era un gran fumador. Su intuición le hace pedir una ayuda económica al regresar a su facultad de origen para seguir trabajando en la hipótesis de la relación entre los cigarrillos y el cáncer. La ayuda económica le es denegada argumentando que su estudio no tiene sentido. Ante esta negativa, pide ayuda a un eminente cirujano, Graham, que siempre iba con el cigarrillo entre los labios y que en ningún caso creía en la hipótesis que le planteaba el alumno. Aun así, consigue la beca para el joven estudiante. Utilizan las mismas técnicas de estudio que los investigadores británicos, pero solo interrogan sobre el consumo de cigarrillos. Sorpresa: la cantidad de fumadores entre los pacientes con cáncer de pulmón, una vez más, era muy superior que entre los pacientes con otras enfermedades. Graham, que había sido un gran fumador, murió poco tiempo después de cáncer de pulmón, a los cinco años de dejar de fumar.[22]

Todas estas pruebas empezaron a preocupar a las grandes empresas del tabaco. La industria reaccionó a los resultados publicados con la negación de las pruebas, el encubrimiento y las mentiras. A finales de los años cincuenta la gran mayoría de la población no relacionaba el tabaco con enfermedades y menos aún con el cáncer, alcanzando esta ignorancia incluso a la profesión médica.

De todas formas, y a puerta cerrada, los grandes ejecutivos de la industria reconocen el problema diseñando nuevas estrategias de promoción y márketing de sus productos. Llegan a la conclusión de que las pruebas científicas requieren respuestas colectivas de todos ellos para poder sobrevivir. Se dan cuenta de que han perdido el control de la cultura alrededor del cigarrillo que tan bien y de forma tan efectiva habían creado a lo largo de los años. Respondieron con escepticismo a los hallazgos científicos utilizando muy bien las relaciones públicas para generar y avivar las controversias entre los defensores y los críticos de los nuevos hallazgos. A estas estrategias añadieron todo su potencial legal para defenderse frente a cualquier tipo de posible regulación e incluso prohibición.

Por su lado, las aportaciones científicas seguían su curso y las evidencias de la relación entre el cigarrillo y las enfermedades se fueron acumulando —enfermedades del corazón, bronquitis, otros tipos de cáncer…—. A cada nuevo hallazgo, la industria responde afirmando que son «ataques de pequeños grupos de investigadores mal aconsejados». Ante todo este vendaval de pruebas, Philip Morris llega a publicar un panfleto titulado «Ley para los derechos del fumador», que venía a decir lo siguiente:

Como fumador, tengo derecho a ciertos derechos inalienables, entre ellos:
◆ El derecho a la búsqueda de la felicidad
◆ El derecho a poder elegir fumar
◆ El derecho a ser tratado con educación
◆ El derecho de poder estar en el lugar de trabajo
◆ El derecho de poder estar en lugares públicos
◆ El derecho al acceso no restringido a la infor-

mación comercial y promoción de los productos
◆ El derecho a la libertad sin la intromisión innecesaria de la administración en mi vida.

Sin comentarios. Nunca en la historia del ser humano un producto ha sido tan popular, tan rentable y tan mortal. El tabaco no perjudica, el tabaco mata.
Por mi parte propondría los siguientes **derechos del exfumador** en contrapartida a los anteriores:

◆ El derecho a ser feliz sin sentirme atado a un producto.
◆ El derecho a poder elegir NO FUMAR.
◆ El derecho a que se me respete la decisión de no fumar ni estar expuesto al humo de otros.
◆ El derecho a poder trabajar en lugares libres del humo del tabaco.
◆ El derecho a poder compartir lugares públicos sin estar sujeto a un ambiente contaminado por el humo del tabaco.
◆ El derecho a la libertad como no fumador basada en una normativa adecuada.
◆ El derecho de vivir sin el constante «bombardeo» directo e indirecto de la publicidad de los productos del tabaco y sus promociones.

De forma paralela a las evidencias que van aportando los científicos, van surgiendo los movimientos y organizaciones antitabaco que hasta entonces estaban ligados a movimientos religiosos. En 1961 tres grandes organizaciones, la Sociedad Americana del Cáncer, la Asociación Americana del Corazón y la Asociación Americana de Salud Pública, mandan una carta al entonces presidente Kennedy para que cree una comisión que estudie las responsabilidades de la industria y del Gobierno en las relaciones entre el tabaco y la salud de la población. El presidente transmite la carta al equivalente al ministro de Salud, quien crea la comisión solicitada y elabora el primer Informe sobre Tabaco y Salud, con un impacto mediático muy importante. Fue el inicio de toda la lucha que ha llevado a la regulación en la que nos encontramos actualmente.

En estos ciento cincuenta años de historia, fumar se ha convertido en una conducta social gobernada por normas culturales. Se ha convertido en algo más que encender un cigarrillo e inhalar su humo. Pero este paradigma va cambiando… Lo normal en los países occidentales empieza a ser no fumar. A partir de ahí, la industria inicia la globalización de sus productos con la noción de «fumador global» y «marcas globales» para la búsqueda de nuevos mercados en países en vías de desarrollo.

Los aditivos

Todo el tabaco comercializado lleva, añadidos a la planta original, una serie de aditivos químicos. No es un hecho reciente, ya los marineros españoles aplicaban ciertos licores a las plantas del tabaco que traían de América para conservarlas durante la larga travesía. Actualmente la industria usa cientos de aditivos en sus productos. El cigarrillo moderno puede llegar a contener hasta un diez por ciento de su peso en aditivos. La mayoría de ellos son azúcares, humectantes, componentes del amoníaco y otros productos aromatizantes que dan el sabor y olor característico de cada marca. Pero no tan solo son usados con estos fines, y esto es lo más importante, sino que son introducidos para mejorar o alterar el aporte de nicotina contenida en el cigarrillo. El sabor del tabaco es principalmente debido al tipo de hoja, mientras que los aditivos son añadidos para mejorar o modificar este sabor primario.

Pero lo fundamental, como hemos dicho, es cómo actúan algunos de estos aditivos modificando el propio cigarrillo y controlando, por ejemplo, el tiempo en que se quema, su humedad, la consistencia y los productos que se incorporan al humo. Tampoco es sorprendente la presencia de algunos azúcares y glicerinas que tienen efectos sensitivos, fisiológicos y respiratorios. Algunas glicerinas añadidas, por ejemplo, tienen un efecto dilatador de los bronquios, lo que mejora la capacidad de inhalación. O bien algunos azúcares añadidos reducen la irritación provocada por el humo.[23]

Por otra parte, hay aditivos que han demostrado que alteran de forma importante la química de los cigarrillos. Algunos de ellos son usados para modificar el pH —la acidez— del cigarrillo. Lo que hacen estos productos añadidos es transformar el humo en menos ácido, y estos cambios favorecen, por un lado, que exista más nicotina disponible y, por otro, que se absorba con más rapidez.

La industria usa formas modificadas del tabaco que, junto con otros cambios introducidos, reduce tanto la cantidad de alquitranes por cigarrillo como el coste de fabricación. Estos tabacos modificados, como el llamado «tabaco reconstituido», que consiste en una mezcla de tallos de la planta, hojas y otras sobras, son mezclados con aditivos para darles consistencia y controlar los componentes químicos del humo que se va a generar con su combustión.

En definitiva, todos estos añadidos producen unas transformaciones básicas sobre los efectos del tabaco alterando sus acciones adictivas, su toxicidad y uso.

Y llega la electrónica

A finales de los años cincuenta se entra en una etapa en la cual la población comienza a tomar conciencia de los peligros que el cigarrillo representa para la salud. Ante esta situación, la industria, una vez más, reacciona con diversas investigaciones que pretenden lograr «cigarrillos más sanos». En 1968 un antiguo director de la British American Tobacco escribe: «Al intentar desarrollar un cigarrillo seguro estamos admitiendo que el producto actual es peligroso». Estas afirmaciones hacen que la industria se replantee seguir las investigaciones en este campo, a pesar de que conocían el medio de reducir algunas de las sustancias peligrosas presentes en los cigarrillos, pero hacerlo suponía tener que añadir otros productos igualmente peligrosos o bien plantearse la modificación total del cigarrillo, con el riesgo de que dicho cambio no fuera aceptado ni bienvenido por los consumidores.

En los últimos cuarenta años se han inscrito más de 150 patentes sobre distintas concepciones y tecnologías de los cigarrillos. Entre ellos, el cigarrillo Eclipse desarrollado por R.J. Reynolds, parecido a un cigarrillo clásico, que contenía tabaco junto con carbón natural, que al ser quemado calentaba glicerina permitiendo que el tabaco no fuera quemado; el resultado era un cigarrillo no convencional que conservaba el sabor a tabaco pero que no creaba ni humo ni ceniza.

También Philip Morris creó su propia alta tecnología del cigarrillo con Accord. Este cigarrillo se introduce en un mecanismo donde una resistencia calienta el cigarrillo y proporciona una cantidad de vapor con una pantalla que indica el número de caladas restantes.

El concepto actual de cigarrillo electrónico lo encontramos en un inventor de Pensilvania llamado Herbert Gilbert, que en 1963 patenta un esquema de cigarrillo electrónico que reemplaza el tabaco y el papel por aire caliente húmedo y aromatizado. Su invento nunca fue comercializado, pero el esquema de Gilbert era muy parecido al cigarrillo electrónico actual.

La historia del cigarrillo electrónico tal y como lo conocemos actualmente se inicia de una forma que puede recordar a la trama de una novela de intriga. En 2001, un estudiante de Informática del estado de Michigan, Stephane Vlachos, se atribuye el primer cigarrillo electrónico al inventar, según él, un aparato que, mediante una resistencia, calienta una mezcla de nicotina y glicerol que crea un vapor que puede ser inhalado y que él mismo usa para dejar de fumar. Vlachos no patenta su invento, pero se le reconoce como el padre del término «cigarrillo electrónico». Según su versión, presenta su artilugio en la Exhibición Internacional de Inventores de Ginebra en 2002, donde una joven le roba la idea y se lleva su invento a China.

Hon Lik era un farmacéutico chino, fumador de

tres paquetes al día, cuyo padre, también gran fumador, se estaba muriendo de cáncer de pulmón. Empezó a trabajar en la idea de sustituir el humo por vapor y sustituir la nicotina generada por la combustión del cigarrillo por nicotina «hervida». De forma muy simple, su idea original consiste en un aparato que permite vaporizar una mezcla de agua, nicotina y propilenglicol que genera un vapor parecido al humo que puede inhalarse y proporciona al fumador sus dosis de nicotina sin los otros componentes del humo del cigarrillo convencional. Su estructura no es nada compleja: una batería, un vaporizador y un líquido. La batería proporciona la energía para el funcionamiento del vaporizador, que calienta el líquido compuesto de agua, glicerina, propilenglicol, aromatizantes y, en algunos casos, nicotina, que es el vapor que inhala el fumador. El primero en probar su invento fue su propio padre, y en 2003 registra y patenta su invento, que se comercializa inicialmente en China. El nuevo artilugio se introduce en Europa en 2009 a través de un gran lanzamiento en Austria. El producto llega a España ese mismo año, pero su gran eclosión se produce en el verano de 2013.

A partir de 2009 el éxito del cigarrillo electrónico, tanto en Estados Unidos como en algunos países de Europa, es increíble. Paralelamente se creó un importante debate a nivel internacional sobre su seguridad y eficacia para dejar de fumar, junto con la necesidad de su regulación. Y el debate sigue hasta nuestros días.

Me gustaría finalizar este apartado con una breve reflexión. Generalmente, el mercado de las drogas ilegales se controla según su disponibilidad y su precio. Esto no ocurre con el tabaco; se puede tomar una «dosis» tan elevada como se quiera, donde se quiera y cuando se desee a un precio muy inferior a cualquier droga ilegal. El deseo de nicotina es tan fuerte que cuando se limita el suministro o bien se eleva su precio —a través de impuestos extras— surge en muchos países un mercado negro de tabaco de contrabando.

75

3

El cerebro del exfumador:
cómo y por qué cambió

«El cigarrillo no lo debemos considerar como un producto sino como un envase. El producto es la nicotina [...]
y el paquete de cigarrillos contiene la dosis diaria
necesaria de nicotina. Debemos pensar en el cigarrillo
como dispensador de una dosis de nicotina.»

DOCUMENTO INTERNO DE PHILIP MORRIS, 1971

*U*na pregunta que se hacen continuamente los
no fumadores es la de por qué los fumadores siguen fumando si son conscientes de los peligros
que representa el tabaco para su salud. Posiblemente muchos fumadores harían suyas las palabras que Terenci Moix publicó en el diario *El País*
poco antes de morir como justificación para seguir
fumando: «Si no dejo el tabaco es porque no
quiero, ya tengo tiempo para dejarlo».[1]

Es importante conocer cómo un producto, la nicotina, modifica de tal forma determinadas áreas
de nuestro cerebro que incluso al dejar de fumar
muchos de estos cambios van a persistir. El cerebro

del fumador será totalmente distinto al de un no fumador, pero también será distinto del que encontramos en un exfumador. ¿Qué ha cambiado?

A lo largo de los años, los investigadores se han centrado fundamentalmente en estudiar las conductas relacionadas con el tabaco con el fin de dar respuesta a preguntas como: ¿por qué un fumador adquiere y persiste en una determinada conducta como es fumar? Veremos a lo largo de este capítulo qué factores de tipo biológico van a ejercer a través de la nicotina su influencia sobre múltiples sistemas del cerebro del fumador que afectarán a sus sentimientos, a sus estados de ánimo y terminarán modificando su conducta.

Se ha generado mucha discusión sobre si el consumo de cigarrillos es una verdadera adicción; la respuesta no tiene otra salida: sí. Y esta afirmación no es gratuita, ya que viene avalada por una gran cantidad de pruebas científicas —más de 5.000 artículos— que lo demuestran sin discusión: el consumo de tabaco provoca adicción y la responsable de esta dependencia al tabaco es la nicotina. Estas afirmaciones no implican que absolutamente todos los fumadores que fuman regularmente sean adictos a la nicotina, pero sí la gran mayoría.

La habilidad para solucionar un problema sería directamente proporcional a nuestra capacidad para definirlo. ¿Cuando hablamos de consumo de tabaco estamos frente a un problema o una enfermedad? Busquemos las raíces del problema.

Juan tiene 53 años y empezó a fumar a los 14. En los últimos cinco años fumaba dos paquetes diarios de cigarrillos. Sus dedos están amarillentos. Está delgado y llega con cuatro infartos de miocardio a sus espaldas, que le han supuesto pasar por el quirófano para desobstruir sus dañadas arterias miocárdicas. Lo primero que me dice es: «No tengo fuerza de voluntad para dejarlo». «Pero ¿lo ha intentado?» «Sí, pero solo he conseguido estar dos días sin fumar. Tengo un problema.»

Generalmente cuando hablas con un exfumador —o con su entorno— siempre suele salir la expresión «fuerza de voluntad». Los estudios efectuados en distintos países han destacado que más del 60 por ciento de los fumadores han expresado su deseo de dejar de fumar, pero solo entre un tres y un cinco por ciento de ellos lo van a conseguir por sí mismos.[2] Es decir, por su fuerza de voluntad. ¿Esto quiere decir que el 55 por ciento restante no tiene fuerza de voluntad? Debemos reconocer que la falta de motivación —o voluntad— para dejar el tabaco no es un asunto de carácter, sino que es una alteración del funcionamiento del cerebro del fumador.

Veamos por qué solo con la voluntad de dejarlo no es suficiente.

Muchas veces vemos que la percepción de la adicción se basa en los problemas que tiene la gente cuando es adicta. Para comprender al exfumador primero debemos ver qué cambios se producen en determinadas zonas del cerebro del fumador.

Volvamos a Juan. «No me doy cuenta y ya tengo un cigarrillo entre las manos —nos cuenta—. No sé hablar por teléfono sin encender automáticamente un cigarrillo. Piense que los dos días que estuve sin fumar todo me recordaba a los cigarrillos: el cenicero de la mesita, limpio pero allí estaba, el olor a café…, vamos, que todo me recordaba al tabaco».

Es frecuente, incluso en medios sanitarios, el

uso del término «hábito tabáquico» al referirse al consumo de tabaco. Como afirmábamos anteriormente, para solucionar un problema —el del tabaco— debemos previamente definirlo, es decir, conocer la raíz del por qué se produce el problema. Los científicos intentan descubrir cómo nuestro cerebro convierte una nueva conducta en un hábito, y finalmente en una adicción.

Cuando una conducta se realiza de forma rutinaria, automática, de forma repetida y generalmente cercana a lo inconsciente, hablamos de hábito. El fumador realmente posee el hábito de fumar: fuma rutinariamente, repetidamente y, en general, sin pensar en el gesto de fumar o encender un cigarrillo.

¿Cómo una conducta termina convirtiéndose en una rutina? La clave estaría en los circuitos cerebrales responsables de la formación y mantenimiento de esta conducta rutinaria —o hábito—, que quedan integrados de tal forma que hacemos lo que no queremos en parte debido a lo que llamamos «circuitos o vías de recompensa». Si hago A soy recompensado de alguna forma, pero si por el contrario hago B no obtengo ninguna recompensa y soy penalizado.

En los años ochenta, unos psicólogos británicos realizaron un experimento,[3] todavía vigente, para comprobar si una conducta determinada podía convertirse en un hábito. Para demostrarlo, una serie de ratas de laboratorio fueron encerradas en cajas en las cuales se instalaron unas palancas que permitían recibir alimentos. En una primera fase —de aprendizaje y exploración— las ratas aprenden que dándole a la palanca obtienen alimentos —recompensa—. A medida que se les introduce en la caja, van adquiriendo la rutina de darle a la palanca y obtener el alimento —formación de hábitos—. La conducta se va repitiendo a lo largo del tiempo hasta que queda totalmente integrada en el cerebro de los animales.

Más tarde, la comida fue modificada y se añadió un producto que causaba náuseas y malestar en las ratas. Se las sometió repetidamente a esta comida que les producía malestar hasta que dejaron de pulsar la palanca para obtenerla. Los investigadores llegaron a la conclusión que las conductas que aportan algún placer o beneficio son aquellas que terminan convirtiéndose en hábitos; si lo que aporta es malestar —náuseas—, la rutina desaparece. Las ratas de laboratorio aprendieron rápidamente a realizar determinadas actividades —darle a la palanca o no—, según si su acción era seguida de una recompensa o de un castigo.

En el centro del cerebro se encuentra la parte más antigua de este órgano que, entre otras tareas, es la responsable de dirigir nuestros sentimientos de motivación y comportamiento, y también es donde se hallan estas vías o circuitos de recompensa. La tarea central de estas vías de recompensa es hacernos sentir bien cuando realizamos determinados comportamientos. Fundamentalmente, son aquellos relacionados con nuestra propia supervivencia como especie: comer, beber, practicar sexo.[4]

Para entender cómo funciona este circuito, imagínate que has estado todo el día sin comer y que alguien te ofrece un apetitoso sándwich. Todos tus sentidos obtienen información sobre el sándwich, mandan señales al cerebro haciéndole saber que estás frente a un sándwich delicioso. En alguna parte del cerebro existe el recuerdo de cuando comiste anteriormente un sándwich: el hambre desapareció y te sentiste bien. En base a esta información, el cerebro le dice a tu cuerpo que te lo comas. Las neuronas del circuito de recompensa liberan un mensajero químico —dopamina—, que es el responsable de esta sensación de placer y bienestar que te proporciona comer el sándwich.

La nicotina, igual que otras drogas, actúa sobre este circuito de recompensa produciendo una respuesta rápida de bienestar. Esta respuesta es claramente química y biológica. La propia nicotina se encarga de estimular su propio consumo produciendo unas sensaciones similares a las conductas de supervivencia que tenemos como especie. El fumador actúa como si de ello dependiera su supervivencia cuando en realidad la droga lo que hace es impedir el sistema de conducta normal. Este refuerzo de la droga, la nicotina, llevará a un aprendizaje de conductas siempre asociadas con su consumo.

En un estudio realizado en fumadores se les sometió a un tipo de resonancia magnética que permitía registrar su actividad cerebral mientras se les mostraban imágenes relacionadas con el tabaco.[5] Cuando la imagen visualizada estimulaba el deseo de fumar —un cigarrillo encendido, por ejemplo— se incrementaba la actividad de determinadas zonas del cerebro mediante la acción de una sustancia que llamamos dopamina. Por el contrario, cuando la imagen mostrada era apagar un cigarrillo, todas estas áreas se desactivaban. Es decir, además de hacer que te sientas bien realizando una determinada conducta, la vía de recompensa se asegura de que el comportamiento se repita mediante determinadas conexiones con las regiones del cerebro que controlan la memoria y la conducta.

Como hemos visto, la simple visualización de unas imágenes es suficiente para desencadenar el deseo de fumar, y además provoca la aparición de cambios medibles en el cerebro del fumador. Podríamos decir que el tabaquismo es una enfermedad cerebral, dado que su consumo produce cambios en el cerebro. Nuestro fumador tenía razón: la simple visualización de un cenicero le recordaba al tabaco.

Una conducta se ha convertido en un hábito —entendido como una conducta automática y repetitiva que ha quedado impregnada en nuestro cerebro— y ha llegado a un punto en el cual se pierde el control de esta conducta, y el consumo, en este caso de tabaco, es forzoso y está fuera del control del consumidor. A esto le llamamos adicción. La adicción existe simplemente cuando a una persona, en unas condiciones determinadas, el uso de un producto —nicotina— le proporciona una experiencia reforzadora —recompensa— muy poderosa, y cuando el consumo no se produce le causa una experiencia física y emocional desagradable que se ve aliviada con un nuevo consumo. La conducta toma un cariz compulsivo, de no control.

El fumador es un adicto al tabaco: no controla el consumo. ¿Cuántas veces el fumador ha intentado fumar menos? Posiblemente muchas. Pero este control —falso— suele ser muy limitado en el tiempo. Un hábito se convierte en una adicción cuando las rutinas (fumar) son compulsivas y, al intentar romperlas, aparece un malestar físico más o menos intenso (mono). El concepto actual es que la adicción es una enfermedad cerebral que se des-

83

arrolla a lo largo del tiempo como resultado de una conducta inicialmente voluntaria de uso y consumo de una sustancia. Este uso repetido modifica las estructuras y funciones cerebrales de forma importante y duradera mientras el cerebro reciba su droga. El exfumador, al dejar de fumar, va a modificar algunos de estos cambios que durante tanto tiempo han gobernado su conducta.

Determinadas conductas solo son vistas como adicciones cuando son socialmente contempladas por poseer un riesgo asociado —la heroína, por ejemplo—. Este no es el caso del tabaco, que ha «normalizado» su consumo por parte de la sociedad. Pero la heroína es una droga y el tabaco no. Veamos que se entiende por *droga*: esta se ha definido como una sustancia química que, al introducirse en el organismo, es capaz de modificar determinadas funciones del mismo (conducta, percepciones, atención, motricidad...). El tabaco, como hemos visto, modifica el funcionamiento normal de partes de nuestro cerebro: el tabaco es la droga del fumador.

La nicotina como droga

El humo del tabaco contiene más de 4.000 sustancias distintas, muchas de ellas responsables de las enfermedades relacionadas con el fumar. La nicotina es la responsable de seguir fumando y es la principal causante de la dependencia —adicción— al tabaco, y no los otros productos contenidos en el humo del cigarrillo. Si el tabaco no tuviera nicotina, el fumador no tendría las dificultades que tiene para abandonar su consumo.

Posiblemente, después de la cafeína, la nicotina

es la droga más consumida por los humanos desde su descubrimiento. Si examinamos la estructura química de la nicotina, vemos que presenta unas características que vendrían a explicar su capacidad para crear adicción. Por otra parte, pocas sustancias químicas como ella tienen un perfil de acción similar que le permita actuar sobre nuestro cerebro.

Los primeros en aislar la nicotina de la planta del tabaco fueron dos químicos de la Universidad de Heidelberg —Reimann y Posselt—,[6] que ya en sus primeros estudios comprobaron que era un potente producto que se absorbía a través de la piel y poseía unas extraordinarias propiedades como pesticida.

Años más tarde, y en la Universidad de Cambridge, Langley empezó sus estudios sobre este nuevo producto. Estuvo más de treinta años de su vida trabajando para descubrir la importancia de las acciones de la nicotina sobre el sistema nervioso.[7] Describió por primera vez que la nicotina producía sus efectos en el cerebro mediante lo que llamó «sustancias receptivas», y que ahora conocemos como «receptores nicotínicos». Estos estudios demostraron que la fuerza de los efectos de la nicotina era debida a la cantidad que se administraba (dosis), y que su administración repetida conducía a un debilitamiento de sus efectos (tolerancia). Estos estudios iniciales pusieron las bases para la investigación moderna de la adicción a las drogas, entre ellas, la nicotina.

La nicotina es uno de los productos con mayor capacidad adictiva y de refuerzo que existe. La fuerza de un producto para crear adicción se mide según la rapidez con que produce los efectos buscados por el consumidor, es decir, el tiempo que tarda en llegar al cerebro y actuar sobre el mismo. Entre diez y quince segundos es lo que tarda la nicotina inhalada a partir del humo del cigarrillo en llegar al cerebro y actuar sobre el mismo; la heroína y la cocaína, por ejemplo, doblarían como mínimo este tiempo.

El consumo legal del tabaco hace que subestimemos su potencia y no es infrecuente que algunos fumadores nos comenten que su poder no es el mismo que el de otros productos ilegales.

En la raíz de la adicción a una sustancia siempre encontraremos:

a) Un producto que altera alguna función del cerebro, y los efectos que produce esta alteración merecen la pena ser repetidos.

b) Este producto refuerza la conducta de autoadministración al producir unos resultados que son buscados. Con el paso del tiempo, esta conducta está fuera del control del consumidor.

c) Existe una coincidencia entre algunos estímulos —tomar café o beber cerveza, por ejemplo— y administrarse el producto —en este caso, fumar—. De esta manera aparece un condicionamiento clásico: tomo café y fumo o bebo cerveza y fumo.

No conocemos todavía todos los mecanismos, pero sí que todos estos cambios que se producen en el cerebro del fumador van a ser duraderos y son los responsables de las distorsiones que caracterizan el consumo de tabaco, incluyendo la compulsión en su consumo, que es la base de la adicción. Esta adicción al tabaco engloba de forma inseparable componentes bioquímicos y de conducta. La sustancia química clave —aunque no única— de nuestro cerebro que está relacionada con el deseo de fumar es la dopamina.

Ya hemos visto que los estímulos para que aparezcan deseos de fumar pueden ser externos: un cenicero, descolgar el teléfono, un determinado olor, etcétera. Los estímulos y el «chute» de nicotina ocurren juntos. Imaginemos a un fumador tipo de veinte cigarrillos al día. Este fumador da, de promedio, unas diez caladas a cada cigarrillo a lo largo de cinco minutos y lo hace junto con determinadas conductas o situaciones. Este fumador realiza doscientos «chutes» diarios de nicotina que actúan sobre su cerebro reforzando conductas y estímulos que ocurren al mismo tiempo. Ninguna droga, salvo la nicotina, produce esta capacidad reforzadora. Pero esto no solo va a ocurrir con estímulos externos, también con los considerados internos o biológicos: hambre, ansiedad, estrés, frustración, enfado, tristeza… Si fumo, mejoran, desaparecen. No consigo manejarme emocionalmente, fumo para afrontar estas situaciones personalmente desagradables. E incluso fumo para afrontar determinadas situaciones sociales: aparentar independencia, ser mayor, integrarme en un grupo…

Los exfumadores deben tener en cuenta todos estos condicionantes, identificarlos, saber avanzarse a su aparición y conocer las estrategias de cómo manejarlos.

Cómo trabaja la nicotina en nuestro cerebro

A mediados de los años treinta del siglo pasado un investigador de Cambridge, Henry Dale,[8] describió una clase de receptores —anclajes— que se unían a una serie de sustancias y producían respuestas en nuestro organismo. Los clasificó como receptores muscarínicos cuando los efectos eran producidos por un alcaloide llamado muscarina, y como nicotínicos si los efectos los producía la nicotina.

La opinión dominante actual es que nuestros pensamientos, conductas y experiencias podrían ser representados como un cuadro formado por «disparos» de actividad electroquímica en el cerebro. Hace ya más de cien años que los neurofisiólogos nos dicen que nuestro cerebro es una red de neuronas interconectadas que combinan sus actividades de tal forma que este trabajo conjunto nos lleva a las percepciones, decisiones y, en definitiva, a la consciencia de nuestros actos.

Las señales nerviosas en nuestro cerebro se transmiten de una neurona a otra mediante unas uniones que llamamos sinapsis, en las cuales el impulso nervioso se transformará en un mensaje químico mediante sustancias que ha creado la propia neurona y que llamamos neurotransmisores. La nicotina activará la liberación de estos productos químicos al actuar y unirse a estos anclajes específicos que existen en el cerebro del fumador y que ejercerán sus acciones sobre aquellas áreas del cerebro responsables de la recompensa, generando sensación de placer y bienestar. La nicotina lo que hace es comportarse como un producto mediador natural, como la acetilcolina, y se une a estos anclajes de forma específica.

Los estudios realizados han demostrado que la adicción a la nicotina se halla en los efectos que produce sobre el circuito de recompensa a través de estos mensajeros químicos. Como hemos visto, una vez se ha inhalado el humo del tabaco que contiene nicotina, esta llega rápidamente al cerebro y tiene un solo objetivo: unirse y activar estos receptores nicotínicos de acetilcolina y liberar productos químicos que actúan como mecanismos reforzadores de la conducta.[9]

Cuando se empieza a fumar, el número de estos receptores es limitado: la nicotina llega al cerebro y se une a los receptores existentes, pero todavía queda nicotina libre y esto hace que progresivamente se creen más receptores para que no exista nicotina libre. Con el tiempo, el fumador necesita que todos estos receptores estén ocupados. Los fumadores tienen mayores cantidades de estos receptores que los no fumadores; pero no todos los fumadores tienen el mismo nivel. Cuantos más receptores, más dificultad para dejar de fumar.[10]

En un estudio realizado en la Universidad de California, los fumadores fueron estudiados mediante análisis cerebrales que permitían detectar el número de estos receptores que se unían a la nicotina. Comprobaron que con una sola calada a un cigarrillo solo el 30 por ciento de la nicotina lograba unirse a los receptores. Tras tres caladas, se ocuparon el 70 por ciento de los mismos. Sin embargo, no se logró disminuir la ansiedad del fumador, un hecho que solo se detectó entre los que finalizaron el consumo del cigarrillo o fumaron hasta saciarse. En este caso, la ocupación de los receptores osciló entre un 88 y un 95 por ciento por parte de la nicotina. El estudio

DR. JOSEP M. RAMON TORRELL

demostraba que los fumadores fuman regularmente para que estos receptores nicotínicos no queden libres y no aparezca la sensación de ansiedad.[11]

La consecuencia del consumo habitual de tabaco provoca un aumento de estos sitios de unión (cuanta más nicotina llega al cerebro, más sitios de unión se crean), razón por la cual para mantener los sitios ocupados y un nivel de placer estable, el fumador requerirá cada vez mayores «dosis» de nicotina. Cuanto mayor es el número de receptores, mayor es la cantidad de nicotina necesaria para hacerlos reaccionar. Debido a este fenómeno, se van a necesitar cada vez más cantidades de nicotina para obtener los mismos efectos. Este fenómeno, que se denomina tolerancia, va a significar la ausencia de reacción del organismo a una determinada dosis.

Antes de entrar en cómo y dónde actúan todos estos productos liberados en el cerebro por el estímulo de la nicotina es importante conocer su estructura. El cerebro va a regular la percepción, interpretación y respuesta a una serie de estímulos, ya sean internos o externos. Las diferentes partes del cerebro van a tener funciones distintas, pero el conjunto está organizado de tal forma que estas partes se van a coordinar y comunicar entre ellas mediante la liberación y recepción de una serie de mensajeros químicos que llamamos neurotransmisores. El sistema nervioso humano está compuesto por el encéfalo y la médula espinal. El encéfalo —el cerebro propiamente dicho— se divide en cerebro anterior, medio o mesencéfalo y posterior. La parte anterior de nuestro cerebro es la que regula y controla todo nuestro organismo y también es la encargada de los comportamientos y emociones. Las dos partes del cerebro, hemisferios, están envueltos por la corteza cerebral o córtex, que presenta un aspecto arrugado, con unos surcos que le dan esa forma tan característica y que llamamos sustancia gris. Este córtex, a su vez, posee distintos lóbulos: el parietal, el occipital, el temporal, el frontal y, situado en lo más profundo, la ínsula.

En la adicción al tabaco tiene una gran importancia un sistema —el sistema límbico— que va a ser funcional y que engloba distintas estructuras que se encargarán de todas nuestras emociones, regulando las respuestas y la memoria ante determinados estímulos sin aparente relación con estructuras superiores, cosa que lo convierte en el sistema más visceral, y menos racional, de nuestra conducta. Es un sistema muy relacionado con la adicción a la nicotina.

Al inhalar la nicotina contenida en el humo del cigarrillo, esta llega rápidamente a determinadas zonas del cerebro donde se une a sus receptores y los estimula desencadenando la liberación de dopamina. Este proceso tiene lugar en todo el cerebro y provoca múltiples consecuencias. Se activan las neuronas de esa zona que hemos llamado mesencéfalo, que a su vez van a estimular una zona llamada *accumbens*, zona principal del sistema de recompensa. Esta activación sirve como refuerzo para repetir el comportamiento que ha motivado esta liberación de mensajeros químicos, es decir, fumar y las conductas asociadas al hecho de fumar. La dopamina es la responsable de la acción que nos provoca la nicotina: bienestar, placer, relajación, en definitiva, recompensa. La droga, la nicotina, estimula su propio consumo y provoca en el organismo una sensación similar a las conductas propias de la supervivencia. El fumador siente como si actuara para preservar la especie cuando en realidad evita el sistema de refuerzo de una conducta normal.[12]

¿Qué sucede con todo este sistema al dejar de fumar? ¿Qué pasa con un cerebro acostumbrado a recibir veinte o treinta cigarrillos al día? En primer lugar, el número de anclajes en el cerebro del exfumador van a disminuir. Cuanto más tiempo se esté sin fumar, menor será la cantidad de dichos receptores, y los que quedan, al no recibir nicotina, se van a comportar de una forma «aletargada». No piden nicotina. Podemos decir que el cerebro del exfumador está entonces desintoxicado. Ahora bien, como ya hemos visto en el primer capítulo, el cerebro del exfumador en comparación con el de las personas que nunca han fumado va a ser distinto. Pero en cambio va a ser similar y, simultáneamente, totalmente diferente al del fumador. A pesar de que el exfumador ya no fuma, todavía tiene cierto número de receptores en su cerebro que, si no reciben nicotina, siguen «apagados». Ahora bien, a diferencia del cerebro no acostumbrado a recibir nicotina —el de aquellos que no han fumado nunca—, si el exfumador vuelve a inhalar humo con nicotina verá como sus receptores se iluminan como un auténtico árbol de Navidad y van a pedirle más nicotina. Ya lo hemos visto con anterioridad: la experiencia de una calada realizada por una persona que nunca ha sido fumadora no va a generar más ganas de nicotina, pero la misma calada en un exfumador, sí.

Primera ley del exfumador: Ni una calada

Los exfumadores van a seguir estando sensibilizados a la nicotina, independientemente del tiempo que lleven sin fumar y aunque tampoco tengan ganas de hacerlo. Como hemos visto, un nuevo contacto con la nicotina vuelve a desencadenar la activación de todo el sistema. ¿Podemos hablar de exfumadores? Maticemos, nadie que haya sido fumador habitual va a dejar de serlo aunque no fume. Un exfumador es un fumador que no fuma.

Miguel tiene 54 años, fue fumador de treinta cigarrillos al día durante veinticinco años y ahora hace ocho que lo dejó. Lo veo entrar en la consulta y lo recuerdo de la vez anterior que estuvo con nosotros para dejar de fumar. Está avergonzado. «No me diga nada, pero vuelvo a estar aquí», me comenta. «¿Qué ha sucedido?», le pregunto. «Ocho años libre y por una tontería... Como cada Navidad, celebramos la cena de empresa con todos los compañeros y al final empezaron a aparecer habanos... Bueno, no me tragaré el humo y no pasa nada, ahora ya estoy desenganchado. La verdad es que me sentó fatal, no pude ni terminarlo. A partir de ese día, las ganas de fumar eran frecuentes, como hacía mucho tiempo que no me sucedía. Empecé a comprar puritos y fumaba sin tragar el humo los fines de semana. Cada vez me sentaban mejor y sin darme cuenta inhalaba cada vez más el humo. A los quince días ya fumaba cada día uno. Al cabo de un mes volví a comprar tabaco y ya llevo seis meses fumándome un paquete al día.»

¿Es excepcional este caso? En un estudio realizado[13] entre exfumadores que habían dejado de fumar durante tres meses o más, se comprobó que tras dar una o dos caladas a un cigarrillo, el 42 por ciento de ellos fumaron un cigarrillo entero en las siguientes veinticuatro horas, y el 94 por ciento ya se fumaba el segundo al día siguiente. El 88 por ciento de todos ellos volvieron a su consumo habitual. Investigadores de la facultad de Medicina de la John Hopkins, en Estados Unidos, intentaron demostrar experimentalmente este problema. Dividieron a sesenta y siete exfumadores en dos grupos. En uno se les permitió fumar cinco cigarrillos en su vida diaria, y en el otro grupo ninguno. Todos los fumadores a quienes se les permitió fumar volvieron a su consumo habitual, en comparación con el otro grupo, donde el 27 por ciento continuó sin fumar.

Volkow, un investigador de la Universidad de Nueva York, realizó posiblemente uno de los mejores estudios que existen en la actualidad para entender los cambios que se producen en el cerebro de un fumador. Obtuvo imágenes de cómo se modificaba el cerebro. A los pocos segundos de una calada las imágenes ya mostraban la activación de miles de estos receptores y la liberación de dopamina. Según Volkow, estos cambios en el cerebro son los que llevan a la incapacidad de controlar el consumo.[14]

Primero una calada, luego un cigarrillo, dos, tres..., y vuelven a activarse todos los receptores que estaban en reposo, como si encendiéramos las luces de un árbol de Navidad. A partir de entonces volvemos a necesitar llenar todos estos anclajes para sentirnos confortables.

La adicción a la nicotina queda de tal forma impregnada en el cerebro del fumador que volver al consumo al que lo tenemos acostumbrado es posible incluso a los veinte o treinta años de dejar de fumar.

Para entender lo que sentimos y nos sucede al dejar de fumar es importante conocer el equilibrio entre el refuerzo positivo que provoca fumar (recompensa, la percepción de lo positivo que nos aporta el fumar) y el refuerzo negativo (no fumo, me siento mal).

A dosis bajas, la nicotina es psicoestimulante y mejora nuestra capacidad mental. A dosis altas, tiene efectos sedantes, porque actúa como depresora. No se fuma de la misma forma cuando lo hacemos en un ambiente relajado o de trabajo intelectual, con caladas profundas, espaciadas y lentas, que cuando lo hacemos en una situación de estrés, ansiedad o preocupación. En este caso, habrá caladas cortas, frecuentes y poco profundas; se buscará el efecto sedativo. El fumador se autoadministra las dosis de nicotina según sus necesidades puntuales.

En síntesis, los efectos primarios de la nicotina sobre el sistema de recompensa provocan una serie de síntomas que son reales, vividos, pero provocados químicamente de una forma falsa:

◆ Placer
◆ Excitación e intensificación de la actitud de vigilancia
◆ Mejora en el rendimiento de las tareas
◆ Disminución de la ansiedad
◆ Reducción del hambre
◆ Reducción del peso corporal
◆ Aumento del metabolismo

Los efectos placenteros secundarios al acto de fumar, así como los posibles efectos subjetivamente «positivos» para el fumador (aumento del placer, disminución de la ansiedad y del estrés, facilitación de la digestión, mayor concentración en algunas tareas y pérdida de peso), se instalan tan rápido como se instala la dependencia a la nicotina. El fumador irá a por más para sentir lo mismo, y ahí reside la gran trampa, porque cada vez va a necesitar más nicotina para sentirse confortable, como cualquier mecanismo fundamental de toda adicción.

En contrapartida a estos efectos «deseados», reforzadores y positivos, tenemos el refuerzo negativo. Si el fumador habitual fuma por debajo de una determinada cantidad aparece cierto malestar físico. Enciendo un cigarrillo, inhalo y mejora mi estado (refuerzo negativo).

> ¿Qué obtiene el exfumador?
> ¡LIBERTAD DE ELECCIÓN! ¡FELICIDAD!
> Estos sí que son sentimientos
> no provocados químicamente.

La abstinencia —mono nicotínico— sigue una vía distinta, pero igualmente química, provocada por otro mensajero, la noradrenalina. Cuando un fumador deja de fumar, el nivel de nicotina cae y la frecuencia de disparos de las neuronas es anormalmente alta causando los síntomas de abstinencia que actúan como refuerzo negativo de la adicción. La gravedad e intensidad de todos estos síntomas que aparecen al retirar la nicotina no parecen estar únicamente relacionados con la cantidad que se fuma ni con el tiempo que se ha fumado. Toda esta sintomatología está, igualmente, relacionada con aspectos no químicos, como circunstancias ambientales, emocionales y sociales.

Los síntomas de malestar al dejar de recibir nicotina aparecen a las pocas horas (entre dos y doce horas) de dejar de fumar y alcanzan su punto máximo a las 24-48 horas. La mayoría de los síntomas duran un promedio de cuatro semanas, pero la sensación de necesidad de nicotina puede durar meses, a pesar de que los síntomas que aparecen y la duración pueden variar de un fumador a otro. Se ha demostrado que el síndrome de abstinencia se debe a la nicotina y no a otro componente. De todas formas, investigaciones recientes apuntan que otro producto del humo del tabaco, el acetaldehído, actuaría incrementando las propiedades reforzadoras de la nicotina y podría tener cierto papel en la adicción al tabaco.

Los adictos ajustan su conducta fumadora de acuerdo con la velocidad de la eliminación de la nicotina del cuerpo. Esta es otra prueba de que esta sustancia es el principal componente activo en el mantenimiento de la conducta de fumar. El fumador regula la cantidad de nicotina que llega a su cerebro, por eso al fumar cigarrillos con bajo contenido en nicotina hace inhalaciones más prolongadas; es lo que llamamos compensación. Esta regulación de la cantidad de nicotina se muestra claramente cuando el número de cigarrillos fumados se reduce. Cuando reducimos de cuarenta a cinco cigarrillos, el promedio de nicotina incorporada por cigarrillo se triplica. Por lo tanto, reducir el consumo a cinco cigarrillos al día implica solo una reducción del 50 por ciento en la exposición diaria a la nicotina. Está claro que la reducción de cuarenta o cincuenta a quince implica una despreciable reducción de esta exposición. No sorprende entonces que los cigarrillos con bajo contenido en nicotina no reduzcan el riesgo asociado con el tabaco. Esta es la base para justificar que nunca nuestro objetivo debe ser fumar menos, sino no fumar. Al fumar menos, de una u otra forma, vamos a compensar esa reducción obteniendo la misma nicotina con un menor número de cigarrillos.

La sensación de falta de nicotina en el cuerpo genera irritabilidad, depresión, cansancio, insomnio, ansiedad y, en algunos casos, cuadros que podrían ser confundidos con patologías psiquiátricas en las cuales la anhedonia, o sensación de que «nada genera placer en esta vida», dominan el estado de ánimo. Todos estos síntomas son pasajeros y van a desaparecer con el tiempo (ver las experiencias de exfumadores en el capítulo 5). Al dejar de fumar, nunca el día siguiente será peor que el anterior. Todo lo contario: cada día serás más libre y feliz.

La exposición prolongada y repetida a la nicotina produce una adaptación al aumentar el número de receptores cerebrales de nicotina (tolerancia). La tolerancia tiene un desarrollo a lo largo del día y disminuye en las horas del sueño. Es el que llamamos ciclo diario de la nicotina, que tiene tres fases bien establecidas:

1. El primer cigarrillo del día: Busca los efectos que produce la nicotina: placer, concentración, excitación. De forma simultánea, en el cerebro se van produciendo todos esos cambios químicos y se inicia la tolerancia: incrementar el consumo para obtener los mismos efectos.

2. A lo largo del día la nicotina inhalada se va acumulando en el organismo y cada vez más se asocia con más tolerancia: no sentimos lo mismo ni de forma tan rápida desde el primer cigarrillo al quinto debido a este fenómeno. El fumador lo va a controlar mediante la obtención de niveles más altos de nicotina en su cerebro, nicotina que consigue después de cada cigarrillo. Los efectos de fumar van reduciéndose progresivamente a lo largo del día.

3. Durante la noche, al no fumar, se produce una sensibilización a las acciones de la nicotina y el ciclo se reinicia con el nuevo día.

Se han propuesto otros ciclos distintos al anterior, considerado neurobiológico, como el llamado modelo de la transición impulsividad-compulsión. Este modelo nos viene a decir que la adicción representa una transición desde una fase inicial, en la cual el consumo se produce por una búsqueda de los efectos gratificadores, hasta una fase donde el consumo se produce para evitar el malestar. Es decir, inicialmente existe una conducta impulsiva —dirigida a la obtención de un placer inmediato y sin valorar los riesgos— que se transforma en una conducta compulsiva cuya finalidad es evitar el malestar de no consumir.

Otros falsos mensajeros químicos del placer

Hemos visto cómo nuestro cerebro posee un «centro de placer», al que hemos llamado sistema de recompensa, que estaría constituido por una serie de conexiones cuyo objetivo es proporcionarnos bienestar. La nicotina intervendría en este sistema actuando como «gatillo» para que se produjeran una serie de impulsos eléctricos cuya finalidad es que aparezca un mensajero químico —la dopamina—, que actuaría como palanca de obtención de placer.

En la actualidad, los investigadores han descubierto que no existe una sola estructura fuente del placer, sino que se trataría de un conjunto de áreas y conexiones con distintos mensajeros químicos que contribuyen a la sensación de bienestar. Esto, que en principio es un milagro del cerebro humano, se vuelve en contra de nosotros mismos cuando todo el circuito es estimulado artificialmente: eso es la dependencia o adicción. El cerebro humano es cualquier cosa menos simple.

Los estudios evolutivos del ser humano han puesto en evidencia que este complicado sistema de recompensa ha asegurado, con el paso del tiempo, nuestra supervivencia como especie. Se ha comprobado cómo aquellas mujeres que observaban imágenes de bebés tenían una actividad muy destacada en todas estas zonas cerebrales de recompensa, mediante un mecanismo totalmente automático e irracional que aseguraría que la descendencia recibiera asistencia y cuidados.

En los años setenta los neurobiólogos dieron con otro mensajero del placer: el sistema opioide,[15] en el que se enmarcan las endorfinas, que van a colaborar estrechamente con el otro mensajero, la dopamina. Estructuralmente, estos mensajeros endorfínicos son idénticos a la droga más antigua del mundo, el opio. Este sistema de endorfinas ha sido muy estudiado en los atletas que muestran niveles elevados de este mensajero y vendría a explicar la sensación de sentirnos bien, la vitalidad y la alegría, e incluso la falta de cansancio que se produce cuando practicamos deporte con una base química en la cual las endorfinas serian parte de la respuesta a estas sensaciones. Pues bien, los estudios nos indican que la nicotina también estimularía la liberación de estas endorfinas como consecuencia del estímulo de receptores opiáceos en nuestro cerebro y que sus efectos se sumarían a los de los otros mensajeros químicos.

¿La falsa química de la felicidad es posible? A los dos anteriores mensajeros químicos le deberíamos añadir un tercero: la serotonina. Esta tiene un papel importante en las emociones y, cuando este mensajero químico escasea, en la aparición de la depresión. La serotonina tiene un peso destacado no tan solo en los estados de ánimo, sino también en la regulación del sueño, el control del apetito y la actividad sexual. Se ha comprobado que los pacientes depresivos suelen fumar más frecuentemente y en mayor cantidad, en comparación a los que no presentan depresión. ¿Sería el consumo de tabaco una «automedicación» para mejorar los estados de ánimo?

Sabemos que la nicotina puede actuar de dos formas distintas en relación a la serotonina. En primer lugar, comportándose de forma parecida a los fármacos que utilizamos en el tratamiento de la depresión, impidiendo que la serotonina vuelva al interior de las células (recaptación). Y en segundo lu-

101

gar, estimulando la aparición de serotonina. Los estudios todavía no son concluyentes sobre el papel definitivo que jugaría la serotonina en la adicción a la nicotina.[16]

En definitiva, la complejidad de todos los cambios químicos que se producen en el cerebro del fumador todavía no están del todo claros. Ahora bien, empezamos a tener la suficiente información para afirmar que el estímulo producido por la nicotina pone en marcha unos impulsos eléctricos en el cerebro que desencadenan la aparición de diversos mensajeros químicos «de falso placer» que muy bien podrán actuar conjuntamente para producir lo buscado por el fumador —placer, bienestar, buen estado de ánimo...— y, por otra parte, ser los responsables de lo que quiere evitar el fumador —malestar, apetito, estado de ánimo deprimido...—. La nicotina aumenta la secreción de serotonina y su ausencia la reduce, lo que se ha relacionado con los cambios de humor que acompañan el abandono del tabaco.

¿Una base genética?

¿Fumar es una cuestión de genética? Podría ser la causa que explicara por qué después de las primeras caladas algunos quedan enganchados al cigarrillo y otros no. Analicemos un fenómeno que llamamos *chipping*, presente en un cinco por ciento de los fumadores. Estos fumadores pueden consumir cantidades variables de tabaco y pueden dejar de fumar cuando quieran de forma fácil y sin sufrir síntomas de abstinencia. A diferencia de la gran mayoría de fumadores, los *chippers* parecen no tener necesidad biológica de la nicotina y generalmente fuman por necesidades emocionales. Este fenómeno hizo sospechar que tal vez existiera una base genética que explicara este comportamiento frente a la nicotina.

A medida que los conocimientos sobre los orígenes moleculares —genéticos— de muchas enfermedades se van acumulando, las evidencias de que exista una base genética en el tabaquismo también van saliendo a la luz. Los estudios realizados en gemelos separados, y que han vivido en ambientes distintos, han permitido identificar que esta carga genética podría explicar entre un 50 y un 70 por ciento tanto del inicio del consumo de tabaco como del grado de adicción y la facilidad para dejarlo.[17] Ya en los años ochenta se comprobó que el consumo de tabaco estaba más presente en hermanos biológicos que en los adoptivos y también entre madres fumadoras y sus hijos biológicos.

¿Ser exfumador es genético? Posiblemente esta condición tendría una base hereditaria que podría explicar el por qué algunos exfumadores llegan a serlo de una forma más sencilla y sin demasiadas molestias. Se heredarían determinados componentes relacionados con el grado de adicción y también con la facilidad de dejar el tabaco. Veamos algunos de los resultados de estos estudios.

Se ha descrito una relación entre el grado de adicción, los fallos en los intentos de dejar de fumar y diversos componentes genéticos. En un estudio al que se sometieron 4.112 fumadores se comprobó que la intensidad de la abstinencia y el fracaso en los intentos de dejar de fumar se relacionaban con factores genéticos, sin que el ambiente y la conducta familiar tuvieran un peso importante en estos fracasos.[18]

Científicos de centros de investigación de Estados Unidos, Reino Unido y Nueva Zelanda han creado un perfil de riesgo genético de personas que padecen adicción al tabaco.[19] Para ello, compararon los resultados de su propio estudio (llevado a cabo con mil voluntarios neozelandeses) con estudios anteriores a fin de identificar qué individuos se hacían adictos al tabaco más rápidamente durante la adolescencia y a cuáles les resultaba más difícil abandonar el tabaco. Mediante estudios del genoma de fumadores adultos, los científicos buscaron las alteraciones comunes en los fumadores de mayores cantidades de tabaco. Las variantes identificadas se encontraban en genes que afectan al modo en que el cerebro responde a la nicotina y a la forma en que la nicotina es metabolizada —eliminada— en el organismo.

Los investigadores comprobaron que los participantes con un perfil de alto riesgo genético empezaban a fumar con mayor facilidad durante la adolescencia, y les resultaba mucho más difícil abandonar el tabaco durante la edad adulta. El análisis de los resultados del estudio evidenció que los participantes con alto riesgo genético habían fumado más y durante más tiempo, tenían más adicción a la nicotina y habían intentado más veces dejar de fumar sin conseguirlo. Entre los adolescentes que probaban el tabaco por primera vez, los que presentaban un perfil genético de alto riesgo tenían un 24 por ciento más de posibilidades de convertirse en fumadores y un 43 por ciento más de probabilidades de convertirse en fumadores diarios (un paquete diario de media) a los dieciocho años. Entre los adultos, los de perfil genético de alto riesgo tenían un 27 por ciento más de posibilidades de desarrollar dependencia a la nicotina y un 22 por ciento más de posibilidades de fracasar en sus intentos de dejar el tabaco.

¿Existen diferencias en cuanto a sexos? Según algunos estudios, estas influencias genéticas serían distintas entre hombres y mujeres: la carga genética sería más influyente en el inicio y mantenimiento del consumo entre las mujeres que entre los hombres, mientras que en ellos la genética se asociaría a las dificultades para dejarlo.

El estudio del genoma humano está permitiendo asociar determinadas regiones cromosómicas con caracteres fenotípicos concretos. Se han localizado regiones en los cromosomas 2, 5, 7, 9, 11, 17, 19, 22 y X que pueden asociarse con la adicción a la nicotina. Estos estudios nos dicen que todos estos genes por sí mismos no serían los responsables del consumo de tabaco, pero cuando actúan de forma conjunta modifican la respuesta de cada individuo a la nicotina.[20]

Para entender cómo podrían actuar algunos de estos componentes genéticos es importante conocer qué pasa con la nicotina una vez inhalada.

En las primeras veinticuatro horas se elimina casi el 80 por ciento de la nicotina, y esta eliminación se inicia con un proceso que tiene lugar en el hígado, donde existen una serie de enzimas que se van a encargar de transformar la nicotina en otras sustancias a las que llamamos metabolitos y que, en definitiva, van a ser las que vamos a eliminar de nuestro organismo mediante el sistema urinario. Se ha comprobado que una alteración de un determinado gen de la enzima que se encarga de esta metabolización podría estar relacionada con el comportamiento del fumador. Según esta alteración, la nicotina es destruida y eliminada de una forma más lenta o más rápida en nuestro cuerpo. Esto explicaría por qué el primer cigarrillo fumado se relaciona con sensación de placer en algunos fumadores (los que la eliminan rápidamente) y, por el contrario, otros van a presentar sensaciones más negativas, como náuseas y mareos (los que la eliminan lentamente).

Los eliminadores rápidos serán aquellos que van a tener un mayor riesgo de ser fumadores y de tener un mayor grado de adicción. Cuando nos encontramos frente a un eliminador lento, sus primeras caladas están asociadas a sensaciones desagradables y la probabilidad de que se convierta en fumador será menor. Es decir, existe una gran variación entre personas según la rapidez de eliminación de la nicotina, y esta variación se puede explicar genéticamente. Hay dos posibles genes implicados en este fenómeno, el CYP2D6 y el CYP2A6, que podrían actuar conjuntamente y explicarían por qué unos fumadores responden mejor a los tratamientos con sustitución de nicotina y los otros con los no nicotínicos.[21]

Otras explicaciones genéticas se basan en el papel que la nicotina ejerce sobre el cerebro y todo el sistema de mensajeros químicos. Un grupo de investigadores de la división del Caltech (California Institute of Technology) en Pasadena, en colaboración con otros colegas, produjeron una cepa mutante (es decir, mediante la alteración de un gen) en ratones previamente sanos, en los cuales indujeron una mutación puntual única que determinó que los ratones se hacían más sensibles a los efectos y acción de la nicotina.[22]

Algunos de los genes más estudiados en relación con la adicción al tabaco son los que regulan los flujos de dopamina en el cerebro. Se sabe que la nicotina aumenta la producción y liberación de dopamina en determinadas zonas cerebrales, al igual que otras drogas, como la cocaína o la morfina.

A pesar de que las enfermedades complejas, como la adicción, implican la interacción de un gran número de genes con una extensa variedad de factores ambientales, la contribución de un gen en particular puede ser importante. Por ejemplo, se ha demostrado que las variantes genéticas asociadas con el metabolismo de la nicotina influyen en cómo la persona fuma, de tal forma que los que tienen un metabolismo lento fuman menos cigarrillos por día y tienen una mayor probabilidad de poder dejar el consumo. Además de predecir el riesgo de una persona para la adicción a la nicotina, los marcadores genéticos también pueden predecir la respuesta del fumador a los medicamentos de ayuda para dejar de fumar. En el futuro, un análisis genético podría ayudar a escoger los mejores tratamientos para un fumador concreto, ajustar la dosis y evitar o reducir al mínimo las reacciones adversas adaptando los tratamientos a su componente genético particular.

En ningún caso estos componentes genéticos hacen que nadie se convierta en fumador mientras no pruebe la nicotina. En el caso de los exfumadores, estos determinantes no desaparecen, siguen allí; ahora bien, se comportan del modo en que lo hacen los que nunca han sido fumadores, puesto que el organismo no recibe nicotina y todos estos mecanismos están inactivos.

Comparación de la adicción a la nicotina con otras adicciones

Está claro que todas las drogas que producen dependencia tienen ciertas bases en común: son psicoestimulantes, producen un falso placer y son grandes reforzadores de determinadas conductas.

El efecto psicoestimulante de la nicotina es muy distinto del que producen otras drogas como la cocaína. En el caso de la nicotina, estos efectos se producen cientos de veces a lo largo del día —con cada calada— con unos poderosos efectos sobre la conducta. El uso compulsivo —sin control— se observa en todas las drogas, pero se manifiesta de formas distintas. Los consumidores de algunas drogas —cocaína o heroína, por ejemplo— las pueden usar de forma intermitente (cada varios días), pero la compulsión a continuar con la droga se mantiene. Los fumadores raramente pasan más de un día sin nicotina. Lo vemos con frecuencia: en el trabajo o en lugares donde no está permitido fumar, el fumador busca sus pausas para fumar. Todas estas conductas están fuertemente ligadas al poder adictivo de la sustancia.

Está claro que la conducta frente a un alcohólico con cirrosis hepática, o de un heroinómano con una enfermedad infecciosa asociada, es totalmente distinta a la que tenemos frente a un fumador, a pesar del conocimiento del peso que comporta el consumo de tabaco sobre su salud. Por ejemplo, solo la mitad de pacientes que han sufrido un infarto de miocardio van a dejar de fumar a pesar de los consejos de sus médicos. Se comprueba que, para ciertas actividades que pueden comportar un riesgo, la persona asume este riesgo como una elección libre, y esta actitud sería extrapolable al consumo de tabaco. El fumador, en la mayoría de ocasiones, no posee esta libre elección de fumar o no fumar, a pesar de que conoce perfectamente el riesgo que supone continuar fumando.

Como hemos visto, los factores que provocan, tanto en animales como en humanos, la recaída en el tabaco es la reexposición a la nicotina. En la gran mayoría de ocasiones esta recaída va precedida de estímulos muy potentes relacionados con el consumo, además de con la ansiedad y el estrés percibido. Cuando el cerebro ha estado previamente sensibilizado a los efectos reforzadores de la nicotina, una única dosis, o calada, vuelve a poner en marcha todos los circuitos que estaban en reposo, a los que se añade la reactivación de una conducta que ya no existía y que se reinstaura con rapidez.

La asociación del tabaco con otras drogas ha sido ampliamente estudiada. Tabaco y alcohol no tan solo se consumen juntos, sino que se han promocionado conjuntamente. El tabaco se ha convertido en lo que los epidemiólogos llaman «puerta de entrada» al consumo de otras drogas. Los datos de que disponemos nos indican que muchos adolescentes empiezan con el consumo de alcohol, pero solo una minoría de ellos serán fumadores. Por el contrario, la mayoría de aquellos adolescentes que fuman tendrán consumos elevados de alcohol. Lo mismo sucede con las drogas ilegales, donde puede producirse una progresión desde el consumo de tabaco a productos como el cannabis, la cocaína o la heroína. Difícilmente nos vamos a encontrar con un consumidor de drogas ilegales que no sea fumador.

Esta hipótesis de «puerta de entrada» a otras

drogas entre los consumidores de cigarrillos sería más descriptiva que explicativa, a pesar de que se han barajado diversas hipótesis entre las que la teoría química sería la que tendría un mayor fundamento. Todas estas drogas elevarían los niveles de mensajeros químicos en el cerebro de los consumidores. El trabajo del tabaco conjuntamente con las otras drogas eleva los niveles de placer y recompensa en el consumidor o, incluso, reducirá los efectos desagradables de otras drogas.

Muchos adictos pueden prescindir de sus drogas, pero difícilmente lo harán del tabaco. Curiosamente todos los productos que crean adicción, excepto el alcohol, pueden fumarse: cocaína, opio, heroína…

El uso de tabaco en la adolescencia también se ha asociado con el uso de otras drogas.[23] A pesar de que la gran mayoría de fumadores, y exfumadores, nunca van a probar otra droga, un siete por ciento de ellos sí las ha consumido, sin incluir la ingesta de alcohol. En mis años de experiencia clínica me he encontrado con diversas situaciones: desde exfumadores que continúan consumiendo cantidades bajas de cannabis sin tabaco, hasta exfumadores que han incrementado su consumo de alcohol —sin llegar al alcoholismo— al dejar de fumar. Pero en ningún caso me he encontrado con exfumadores que iniciaran otra adicción al dejar de fumar.

Actualmente sabemos que casi todas las drogas, legales o ilegales, comparten los mismos circuitos en el cerebro de sus consumidores, y esta relación es extremadamente marcada con el abuso del alcohol. Posiblemente todas ellas incrementan los efectos de las otras. Pocos alcohólicos son no fumadores y pocos heroinómanos no consumen, asimismo, tabaco.

Existen estudios que afirman que los consumidores de tabaco junto con otras drogas, o alcohol, desarrollan dependencia a ambas con más rapidez y el refuerzo generado con el consumo conjunto es mucho más potente. Como hemos comentado anteriormente, la adicción a la nicotina se basa en los efectos de un mensajero, la dopamina, que es compartido con otras drogas.

4

De la primera a la última calada

«Al cumplir los setenta años me he impuesto la siguiente
regla de vida: No fumar mientras duermo, no dejar
de fumar mientras estoy despierto, y no fumar
más de un solo tabaco a la vez.»

MARK TWAIN

*U*no no puede hacerse preguntas sobre el tabaco
sin hablar de una etapa fundamental: la adolescencia. La adolescencia es la edad de la iniciación en casi
todo, incluso en el consumo de cigarrillos. Casi todos
los fumadores han empezado a fumar a esta edad y,
en cierto sentido, se puede considerar como un acto
de rebeldía y de fricción entre generaciones en el camino para hacerse adulto. El tabaco se convierte, en
esa edad, en una especie de práctica iniciática ligada
a la cultura y a la sociedad.

Los primeros cigarrillos representan un paso al
mundo adulto, y este rito iniciático y la transgresión
se confunden entre ellos y se transforman. En este
rito de iniciación debemos valorar el aspecto social y

aquellas relaciones que facilitan su integración. Fumar es una forma de entrar e integrarse en el grupo. Se fuma como herramienta de sociabilidad y de identidad en una determinada edad. Fumar se convierte en un código en el grupo. Por otra parte, el adolescente fuma y vive en una cultura del presente. El futuro es un misterio conocido: «Ya dejaré de fumar cuando me perjudique».

Un ejemplo:

«Me es imposible recordar cuál fue mi primer cigarrillo y dónde sucedió. Son épocas de descubrimientos y experiencias… Supongo que contaría con una edad entre los doce o los trece años más o menos, la misma que cuando me empezaron a gustar las chicas. Seguro que empecé dando unas caladas al cigarrillo que algún compañero de clase había robado a sus padres o a sus hermanos mayores. Lo que sí recuerdo es llevarme cigarrillos o incluso paquetes enteros guardados en las bolsas que encontraba en la piscina a la que íbamos durante el verano. Nos escondíamos de nuestros padres en los lavabos y detrás de los arbustos que rodeaban la piscina; compartíamos nuestro tesoro saltándonos las normas y vigilando nerviosos que nadie nos viera. De ahí a coger algunos cigarrillos a mi padre fue solo un paso. Cogía los justos para que no lo notara, salía corriendo y fumaba a escondidas, tirando la ceniza en las macetas y tapándola con la tierra como un delincuente.

»El primer cigarrillo fue horrible: me quedé blanco, tenía náuseas y estaba totalmente mareado. Creía que sacaba los pulmones en cada ataque de tos. El sabor que se quedaba en la boca me resultaba desagradable. Cada vez era más atrevido y empecé a fumar en mi habitación: abría la ventana y hacía aire con un libro para que el humo y el olor desaparecieran. Empecé a disfrutar de esa sensación que llegaba a mi cerebro y a todo mi cuerpo. Era algo nuevo que me gustaba.

»Más adelante, el hecho de fumar entre los amigos se convirtió en una posición de estatus dentro del grupo: si fumas eres mayor; si fumas te comportas como un adulto. Si fumas simplemente eres más hombre. De hecho, si en el grupo la mayoría fuman y tú no, te sientes diferente y a esas edades lo último que quieres es que te vean diferente. Ir al estanco a por tabaco fue el siguiente paso. Lo convertí en todo un ritual: pedir ese paquete de Ducados y llevarlo en el bolsillo y exhibirlo en las discotecas como los mayores. Aprendes a fumar por imitación. Te fijas en los fumadores mayores que tú y en cómo aspirar el humo y luego soltarlo por la nariz, o en cómo hacer dibujos con el humo que exhalas por la boca. Pura repetición de lo que ves, y ahí empieza todo; ya no disfrutas como lo hacías con los primeros cigarrillos, solo lo haces por necesidad.»

Este testimonio nos puede servir para entender cómo «te vuelves fumador». Casi el 30 por ciento de los jóvenes españoles de dieciocho años son fumadores diarios, y el 90 por ciento de los fumadores adultos han empezado a fumar antes de los veinticinco.[1] Convertirse en fumador es un proceso que sigue una serie de etapas sobre las que influyen factores personales (genéticos, creencias, personalidad...), sociales (amigos, familia, normalización del consumo por parte de la sociedad...) y del entorno o ambientales (disponibilidad, publicidad, precio...).

¿Y también dejamos de fumar por imitación? Es posible. Hace ya unos años atendí a Luis, un exfumador que anteriormente fumaba treinta cigarrillos al día. Su mujer era también fumadora de un paquete al día y cuando Luis llevaba más de tres meses sin fumar, me aparece en la consulta junto a su mujer. «Quiero dejar de fumar —me dice ella nada más sentarse—. No soporto que Luis lo haya dejado y yo continúe dándole al cigarrillo. He visto que no le ha sido tan difícil». En efecto, no lo fue, los dos llevan ya años sin fumar y, como vemos, es posible dejarlo por imitación cuando algún fumador observa que alguien cercano a él lo ha conseguido y la experiencia que cuenta es positiva.

Pero volvamos a todo el proceso que termina por convertirnos en fumadores diarios. La primera fase es la que llamamos de iniciación, en la cual, y generalmente por presión del grupo, se empiezan a probar los primeros cigarrillos de forma esporádica. Algunos de estos adolescentes entran en la fase que conocemos como experimentación, donde se fuma de forma irregular pero repetidamente: fines de semana, fiestas... A partir de esta experimentación se produce una progresión a una fase de habituación o de consumo regular. El aprendizaje, los rituales, las conductas asociadas al tabaco y la química irán haciendo su camino en el cerebro del fumador.

La progresión hasta convertirse en fumador diario:

5 Fumador diario.
Adicción a la nicotina

4 Fumador regular.
Todavía no fuma diariamente.

3 Experimentador;
fuma de forma
ocasional. No intenta
ser un fumador permanente.

2 No fumador con intención de fumar;
susceptible a presión del grupo.
Iniciación.

1 No fumador;
sin intención de fumar.

117

Un poco de historia sobre los tratamientos para dejar de fumar

En la primera mitad del siglo XX todavía el concepto de adicción a la nicotina como enfermedad no estaba establecido, así que el tratamiento de los fumadores seguía muchas de las recomendaciones que se usaban desde hacía años: beber gran cantidad de líquidos y zumos, respirar profundamente y el psicoanálisis. También había unos pocos profesionales que recomendaban a sus pacientes tranquilizantes, anfetaminas o sulfato de lobelina. La lobelina, al tomarse junto con la nicotina, producía náuseas y malestar general. El inconveniente eran los efectos no deseados que producía administrar esta medicación, que podían llegar a ser graves.

118 Los tratamientos estructurados fueron iniciados por Wayne McFarland, quien desarrolló a inicios de los años cincuenta el «plan de los cinco días» para dejar de fumar y lo implantó en numerosas clínicas propias a lo largo de Estados Unidos.[2] A pesar de que McFarland estaba asociado con la Iglesia adventista, sus clínicas eran no religiosas y consistían en reuniones donde se repetía un mantra, «Yo he elegido no fumar», que se asociaba a diversas intervenciones conductuales. El plan incorporaba recomendaciones de principios del siglo XX, como beber líquidos, caminar, con la diferencia de que se basaba en una intervención formal y estructurada junto con un soporte social al fumador.

Otro pionero en ese campo fue el médico sueco Borje Ejrup,[3] que ejerció en la ciudad de Nueva York y fue el primero en interesarse en los aspectos físicos de la dependencia a la nicotina; trató a sus pacientes con fármacos como la lobelina y tranquilizantes, además de proporcionarles diversos consejos y un tratamiento conductual individual.

A finales de los años sesenta el entonces director del programa de control del tabaquismo de la ciudad de Nueva York, Donald Fredrickson,[3] aplicó el modelo de Alcohólicos Anónimos al tabaquismo. Fredrickson creía que la habituación al tabaco era, en parte, una conducta aprendida, y que el fumador necesitaba aprender a manejar sus estados emocionales y psicológicos sin los cigarrillos asistido por las técnicas de autocontrol.

Dos médicos suecos observaron cómo los tripulantes de submarinos de la Marina sueca utilizaban durante sus largas travesías, en la cuales no podían fumar, tabaco de mascar para evitar la abstinencia y, a partir de estas observaciones, les surgió la idea de dar nicotina a los fumadores durante sus intentos para dejar de fumar.[4] Probaron con distintas formas de administrar nicotina, pero finalmente apostaron por el chicle con nicotina como ayuda. Descartaron enseguida su primer modelo debido a que la nicotina se liberaba muy rápidamente. Trabajando sobre esta base añadieron al chicle elementos que hacían que la nicotina se liberara más lentamente. Esta idea fue adoptada de inmediato por uno de los pioneros en el tratamiento del tabaquismo, Michael Russell, que trabajaba en el departamento de Psiquiatría de un hospital londinense y comprobó su eficacia en la ayuda para dejar de fumar.

El chicle de nicotina fue comercializado en Suiza en el año 1978 y, tras la aprobación por parte de las agencias competentes, se fue extendiendo su uso en todo el mundo.[5] Fue el primer paso revolucionario

119

en el tratamiento del fumador: sustituir la nicotina inhalada a partir del humo del cigarrillo por otra nicotina sola y segura, sin combustión. A estas alturas la comunidad científica tenía muy claro que los productos del tabaco que producían enfermedad eran otros distintos a la nicotina.

Sentadas estas bases, se buscaron otras formas de administrar nicotina a los fumadores de forma segura y que permitieran controlar el «mono nicotínico». Y apareció el parche de nicotina. A diferencia del chicle, el parche permitía administrar nicotina de una forma constante a lo largo del día a través de la piel, desde donde se distribuía por todo el cuerpo y permitía controlar los síntomas que aparecían al dejar de fumar.

El primer fármaco que no utilizaba la nicotina como ayuda para dejar de fumar tiene una historia curiosa.[6] Se estaban realizando las pruebas en pacientes de un nuevo medicamento para tratar la depresión, el bupropión, cuando se comprobó que en bastantes de estos pacientes tratados disminuían las ganas de fumar. Fue un hallazgo no buscado y el primer fármaco que actuaba sobre determinadas zonas del cerebro del fumador disminuyendo sus ganas de fumar. El último tratamiento que ha llegado al mercado ha sido la vareniclina.[7] Es un fármaco que fue diseñado exclusivamente para dejar de fumar y está basado en el alcaloide de una planta, la citesina, usada tradicionalmente como ayuda para los fumadores en el este de Europa.

Hemos avanzado muchísimo en el tratamiento de los fumadores en los últimos años pero, ahora bien, esto no significa que tengamos productos milagrosos que «dejen de fumar por ti». En una buena combinación de asesoría profesional, medicación y tratamiento conductual está la clave del éxito.

Por fin el último

¡Quiero dejar de fumar! Y ¿cómo lo hago? En primer lugar, se debe mantener una actitud positiva. Si quiero dejar de fumar, el primer paso es intentarlo. ¿Cómo? Buscando un motivo para dejarlo. No es extraordinario escuchar frases como las siguientes: «Me encuentro bien, no tengo tos y no me ahogo». «No tengo ninguna enfermedad.» «¿Qué motivos tengo para dejar de fumar?» Fácil: por mucho que ahora no exista ninguna enfermedad ni síntoma, tarde o temprano el tabaco pasará factura.

Dejar de fumar consiste en un ejercicio de aprendizaje que no va a resultar fácil. El fumador lo va a vivir como un reto a su confianza y autoestima, y cuando logra este cambio y se convierte en exfumador, la autoconfianza no tiene límites. Es cierto que los tratamientos y consejos ayudan a dejar de fumar, pero hay que administrarlos de forma correcta: aprender a usarlos.

Primera ley para dejar de fumar: querer dejar de fumar y no sentir este paso como una imposición.[8] Debemos pensar en los motivos por los cuales vale la pena dejar de fumar: salud, economía, por la familia, por la autoestima... Seguro que encontraremos muchos más.

Era casi el final de la jornada en la consulta; uno de los últimos pacientes que tenía programados ese día entra en el despacho. Me encuentro con una pareja de mediana edad. Compruebo que el paciente que consta en mi agenda es un hombre de cincuenta y tres años. Me presento y pregunto: «¿Han pedido visita para que le ayudemos a dejar de fumar o los ha remitido su médico?». «No, hemos llamado para que nos ayude a dejar de fumar.» «No pasa nada, no se preocupen, los podemos atender a los dos y es incluso aconsejable que lo intenten los dos a la vez», les digo. «No, doctor, si yo no fumo, es mi marido quien necesita ayuda —me contesta la mujer—. Él no quería venir y yo he pedido hora y lo he traído». El paciente sigue sin decir palabra. Dirigiéndome a él le pregunto ya con cierta inquietud: «¿Usted quiere dejar de fumar?». «No, él no quiere, pero yo ya estoy harta de humo en casa, de malos olores y de toda la noche escuchando su tos», me comenta su mujer. El marido sigue callado y resignado. Cité al paciente para otro día dejando claro que quería que volviera solo. No dejó de fumar porque no quería dejar de fumar.

¿Cómo lo hago? Guía rápida para convertirse en un exfumador

Convertirse en exfumador va a ser un proceso que consta de las siguientes etapas:

- ◆ Decisión
- ◆ Preparación
- ◆ Acción (dejo de fumar)
- ◆ Continuidad sin fumar

Primero hay que tomar la decisión: quiero dejar de fumar. No se trata de las promesas que nos hacemos muchas veces y que, en la mayoría de las ocasiones, no son más que formas de aplazar un paso que sabemos que deberíamos dar. ¿Cuándo tomamos esta decisión? Lo antes posible. Una vez decididos, no debemos esperar más de dos semanas. No sabremos si somos capaces si no lo intentamos. Nos marcamos un día para dejar de fumar y nos vamos preparando para ese día. Hemos ido aprendiendo y fijando en nuestro cerebro una serie de rutinas y conductas que siempre se asocian con el tabaco. En las siguientes semanas vamos hacer un ejercicio de «desaprendizaje».[9]

Preparación

Los días o semanas antes de dejar del todo el tabaco, vamos a seguir una serie de consejos:

—Comunicaremos nuestra decisión a todos aquellos que nos son más próximos (amigos, familiares, compañeros de trabajo…).

—Compraremos la cantidad justa para cada día.

—El tabaco nunca lo vamos a tener a nuestro lado. Si estamos viendo la televisión, debemos dejar el tabaco en la cocina o en otro lugar distinto al que nos encontremos. Si tenemos ganas de fumar, no lo convirtamos en un gesto mecánico, es mejor que necesitemos desplazarnos para encender un cigarrillo. Al salir de casa, nos llevaremos una cantidad limitada de cigarrillos, nunca el paquete entero.

—Intentaremos identificar en qué momentos fumamos de forma rutinaria: al encender el ordenador, al hablar por teléfono, después de las comidas, en salidas con amigos, en la pausa en el trabajo…, todos los estímulos que nos provocan ganas de fumar.

No existe un día mejor que otro para dejar de fumar, lo importante es que lo intentemos.

La víspera del día que nos hemos fijado para empezar a ser exfumadores nos vamos a fumar todos los cigarrillos que nos quedan y nos apetezcan. Los que sobren, los vamos a tirar. Un consejo: ponedlos bajo el grifo y luego tiradlos a la basura. En muchas ocasiones, la diferencia entre encender un cigarrillo y no hacerlo será la rapidez con la cual podamos acceder al tabaco. Ante los deseos de fumar que van a aparecer, debemos tener tiempo para poner en marcha una serie de estrategias que hagan que superemos estos fuertes deseos. Si tenemos cerca el cigarrillo, posiblemente nos será más fácil caer en la tentación de encender uno. El tabaco, cuanto más lejos mejor, a partir del momento en que decidamos dejar de fumar. Ya nos hemos desecho del tabaco, pero también debemos hacer desaparecer ceniceros, mecheros y todos aquellos objetos que nos lo recuerden. Muchas de las ganas de fumar que van a aparecer son debidas a determinados estímulos, como por ejemplo ver un cenicero.

El día clave

Es el día. Vamos a aprender que la vida es posible sin tabaco. Nos hemos levantado a la hora de siempre, vamos a la cocina y tomamos café. Buscamos el tabaco, pero ya no lo hay. Es normal, son muchos años haciendo lo mismo: levantarse, café, desayuno y cigarrillo.

Continúa firme, las ganas de fumar van a desaparecer. Sigue con la idea: hoy no voy a fumar. El primer día no es el peor, pero vamos a superar lo que nos espera. Llegas al trabajo, estás tranquilo y ves que no aparece el «fantasma» del cigarrillo. Es normal, no asocias fumar en esta situación. Media mañana: desayuno y café con los compañeros. Ahí tenemos un problema. ¿Qué hacemos? Lo de siempre, no modifiques tu vida ni tus costumbres desde el primer día, vamos a hacer lo de siempre pero sin fumar. A partir de este momento, cuando estés realizando una actividad, te encuentres en una determinada situación o lugar o haciendo cualquier cosa y te vengan ganas de fumar, deja de hacer lo que haces o márchate de donde estás. Rompe con la situación. Como hemos comentado, hemos iniciado la fase de «desaprendizaje»: conseguir hacer lo que hacíamos fumando pero sin el tabaco. Muchas de las ganas de fumar que aparecen son condicionadas por las situaciones repetidas en las cuales hasta el momento fumábamos.

Los primeros días, o incluso semanas, después de dejar de fumar pueden aparecer una serie de síntomas que son debidos a la ausencia de nicotina. Los vamos a reconocer. Veamos en la siguiente tabla cuáles son y cuánto pueden durar.[10]

SÍNTOMA	DURACIÓN	PROBABILIDAD
Irritabilidad	Menos de cuatro semanas	50 %
Tristeza	Menos de cuatro semanas	60 %
Dificultad de concentración	Menos de dos semanas	60 %
Más hambre	Tres meses	70 %
Dolor de cabeza	48 horas	10 %
Insomnio	Siete días	25 %

Las primeras semanas de exfumador

No nos engañemos, a lo largo de estas primeras semanas van aparecer deseos fuertes de fumar. Vamos a tener momentos de gran ansiedad y, posiblemente, estas ganas surgirán en situaciones que anteriormente se asociaban con el cigarrillo y que podríamos resumir en tres momentos:

◆ Convivencia con otros fumadores.
◆ Después de las comidas/bebidas/café y otros estimulantes.
◆ En situaciones de tensión, ansiedad, contratiempo, tristeza.

¿Cómo podemos superarlas? Estas ganas de fumar serán intensas, pero de corta duración, no durarán más de dos o tres minutos. Hay que distraerse, romper con la situación que nos recuerda fumar y de esta forma las ganas desaparecerán. Cada día que pasa sin fumar van a ser menos frecuentes y menos intensas.

Algunos trucos indispensables

No se debe pensar en el futuro. Es una lucha del ahora y del día a día. Lo debemos tomar como una experiencia instantánea: qué hago en el momento en que me vengan ganas de fumar. Saber anticipar aquellas situaciones donde el deseo de fumar va a aparecer y tener claro qué hacer cuando aparezcan.

Debemos reemplazar el ritual de fumar, la gestualidad, el reflejo mano-boca. Tener siempre a mano caramelos o chicles sin azúcar.

Y lo más importante: desconectarse de la situación que nos provocan las ganas de fumar. No cuesta decir: «Ahora vuelvo». No cuesta levantarse del sofá e ir a beber un vaso de agua, las ganas de fumar desaparecen.

Aunque posiblemente una de las situaciones en que más dificultades nos vamos a encontrar es en la gestión de las emociones.

Gestionando las emociones

«Trabajo como directivo en una empresa multinacional y parte de mi jornada laboral la paso en reuniones con mi equipo de trabajo —nos refiere Miguel—. Encontrarme en situaciones de tensión cada día es habitual y, desde que no fumo, tengo muchas dificultades para controlar estos momentos». Debo recordar que atendí a Miguel en el año 2003, cuando todavía se podía fumar en los lugares de trabajo. «Antes, coger un cigarrillo del paquete y encenderlo me daba unos momentos para pensar, ahora no tengo este tiempo y en muchas ocasiones tomo la decisión de forma precipitada, e incluso puedo decir que estoy más irritable e impulsivo. Necesito esos momentos, aunque pequeños, de reflexión y calma que me daba el cigarrillo.»

En este caso, el problema era que no le podíamos decir que saliera de la reunión de trabajo para romper con esa ansiedad. Encontramos la solución: le recomendamos que siempre que asistiera a una reunión fuera con una pequeña botella de agua. Abrir la botella es como sacar un cigarrillo del paquete. Tomar un par de sorbos o tres, como darle dos o tres caladas al cigarrillo. Y funcionó. A los dos meses ya asistía a las reuniones sin la botella de agua. No es imposible controlar las emociones sin la nicotina, solo debemos saber cómo hacerlo.

Estamos en la fase de «rehabilitación» y recuperación. La confianza en que tenemos las habilidades suficientes para controlar los momentos emocionalmente complejos sin tabaco va a ser clave.

Los tratamientos

El fumador es un buscador incansable de soluciones e innovaciones que le hagan dejar de fumar de forma efectiva y fácil. Si utilizamos cualquier buscador y ponemos las palabras adecuadas, Internet nos va a devolver miles de entradas sobre métodos diversos, la gran mayoría de ellos sin una base científica que los avale, que aseguran un éxito del cien por cien. Hace unos años me encontré con varios casos de fumadores que habían recorrido cientos de kilómetros y habían pagado una cantidad considerable de dinero para someterse a un tratamiento que consistía en la aplicación de «piedras calientes» en diversos puntos del cuerpo, una técnica que, según aseguraban, te hacía dejar de fumar sin dificultad. Desconozco qué pasó con otros clientes, pero sí puedo afirmar que las cuatro personas que atendí fumaban nuevamente en el viaje de vuelta.

Hay que ser muy cautelosos con los tratamientos «milagro» que nos aseguran el éxito absoluto. En el tratamiento de las adicciones, es totalmente imposible asegurar el éxito total de las terapias, incluso de aquellas con pruebas científicas que las avalan, y debemos huir de ciertos tipos de tratamientos.

Un compañero argentino me comentaba hace ya unos años con gran indignación hasta dónde se podía llegar en el tema del tabaquismo. En un programa televisivo de gran audiencia en su país apareció un médico promocionando su clínica y su método para dejar de fumar afirmando que la excitación que hace que se fume viene del hipotálamo y que su técnica consistía en adormecerlo. Por televisión ese supuesto médico estaba afirmando que con ese tratamiento de un día se dejaba de fumar para siempre y que, con unas pocas horas más..., también se dejaba de beber. No todo lo que vamos a ver y escuchar respecto a los tratamientos para dejar de fumar es cierto.[11]

Sí que es verdad que muchos fumadores han dejado de fumar sin ayuda ni tratamiento, pero también es cierto que muchos que lo han intentado han fracasado. Los tratamientos, ya sean farmacológicos o psicológicos, van a ayudar al fumador a dejarlo, aunque desgraciadamente son limitados y solo los ayudaran a controlar parte del problema. Pero este apoyo al fumador representará, como mínimo, duplicar las posibilidades de éxito.

Los tratamientos psicológicos, que llamamos terapias cognitivo-conductuales, tienen un papel importante en el tratamiento, ya sea junto con medicamentos o por sí solos. Usan una amplia variedad de métodos de apoyo a los fumadores, que van desde materiales de autoayuda hasta la terapia individual. Estas intervenciones enseñan a reconocer las situaciones de alto riesgo para fumar, a desarrollar estrategias para superar estos momentos, a manejar el estrés y, en definitiva, a mejorar la habilidad para resolver estos problemas que surgen en determinados entornos y que se asocian con el tabaco. Las investigaciones han demostrado que mientras más ajustamos estos tratamientos a las características del fumador, mayor es la probabilidad de lograr el éxito.[12]

Como hemos visto, en la adicción al tabaco intervienen factores ligados a la conducta, los estímulos —tanto internos como externos—, junto con un componente físico de dependencia a la nicotina.

En el ejercicio de convertirse en un exfumador, el aprendizaje de técnicas de control de los estímulos que nos ayuden a desarrollar la confianza necesaria para realizar las conductas de siempre no fumando va a ser esencial para mantenernos sin fumar, pero no es suficiente.

¿Qué ocurre con el mono nicotínico? Va a ser necesario controlarlo fundamentalmente durante las primeras semanas. ¿Cómo lo controlamos? Con medicación.

La sustitución de nicotina consiste en administrar esa sustancia a la que está acostumbrado el fumador por una vía segura y distinta a la inhalación a través del humo del cigarrillo. Los productos diseñados para esta sustitución, posiblemente, sean los más conocidos.

En cada cigarrillo se administra una dosis máxima de nicotina que en poco tiempo se elimina del organismo. Con esta caída de los niveles de nicotina, el organismo vuelve a pedir más y aparece la necesidad de encender otro cigarrillo para volver a los niveles confortables.[13] Los sustitutos de nicotina van a aportarla en cantidades suficientes para reducir esa necesidad de encender un cigarrillo, actuando de forma similar a cuando se fuma. La diferencia está en que no se produce adicción ni dependencia a la nicotina porque su concentración en sangre es menor que en el caso de los cigarrillos. Estos productos aparecen en el mercado con diferentes presentaciones —chicles, parches, aerosol, comprimidos— y con distintos nombres comerciales. A pesar de que estos productos son muy seguros y pueden comprarse sin receta, es aconsejable que un profesional de la salud supervise su administración.

Cómo usar los parches de nicotina:

- ◆ Elegir una zona del cuerpo seca y sin vello.
- ◆ Colocarlo siempre tras la ducha.
- ◆ No cortar el parche, porque puede perder sus propiedades.
- ◆ En la zona donde nos vamos a colocar el parche no usar lociones o cremas.
- ◆ Llevarlo puesto durante 24 o 16 horas dependiendo del tipo de parche.
- ◆ Cambiarlo a las 24 horas o retirarlo a las 16 horas.
- ◆ Asegurarse que todas las partes del parche están en contacto con la piel.
- ◆ Ir cambiando cada día la zona donde lo aplicamos.

Cómo usar el chicle de nicotina:

- ◆ Evitar comer unos 15 minutos antes de usarlo.
- ◆ Se debe usar un solo chicle a la vez.

131

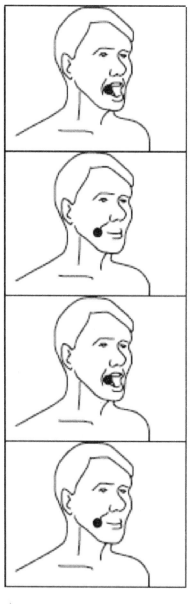

1 Introducir el chicle en la boca y mascarlo una o dos veces.

2 Dejarlo entre la mejilla y la encía durante uno o dos minutos.

3 Volver a masticar entre una y dos veces.

132

4 Dejarlo entre la mejilla y la encía entre uno y dos minutos.

5 Repetir tantas veces como sea necesario. Cada pieza dura unos treinta minutos.

Cómo usar los comprimidos de nicotina:

◆ Evita comer unos 30 minutos antes de usarlos.
◆ No los mastiques, hay que chuparlos.
◆ Debes introducirte un comprimido en la boca y chuparlo hasta que notes un gusto desagradable.
◆ Ir repitiendo a lo largo de 30 minutos.

Cómo usar el aerosol de nicotina:

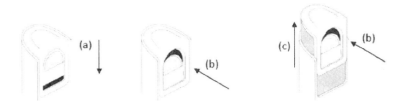

133

Para abrir el aerosol, utiliza el pulgar para deslizar hacia abajo el botón (**a**) hasta que lo puedas empujar ligeramente hacia el interior (**b**). Mientras empujas, deslízalo hacia arriba (c) para desbloquear la parte superior. A continuación, suelta el botón.

◆ Antes de usar el aerosol por primera vez, presiona la parte superior varias veces hasta que aparezca una fina capa de líquido.
◆ Apunta el aerosol hacia la boca abierta y mantenlo lo más cerca posible de ella evitando los labios (ver Figura). Pulsa el dispensador. No inhales el aerosol y no tragues saliva durante los primeros cinco segundos de uso.

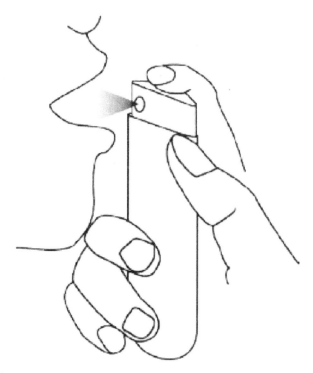

◆ Úsalo tantas veces como sea necesario.

Entre los medicamentos sin nicotina, el bupropión lleva años en el mercado y su forma de actuar es distinta a los sustitutos de nicotina.[14] Es un producto que actúa modificando las sustancias que están ligadas en el cerebro a la adicción al tabaco y que hemos revisado en un capítulo anterior. Lo que hace este medicamento es mantener elevados los niveles de mensajeros químicos de la misma forma que hace la nicotina, disminuyendo de este modo las ganas de fumar. El bupropión es un medicamento que solo ha de utilizarse bajo prescripción médica.

El segundo medicamento sin nicotina es la vareniclina. Este fármaco actúa a nivel cerebral de dos formas distintas: por una parte, produce unos efectos similares a la nicotina que permiten unos niveles de «mensajeros químicos» en el cerebro adecuados para reducir las ganas de fumar; y por otra, bloquea los anclajes específicos de la nicotina en el cerebro de forma que permite romper con el refuerzo que causa la nicotina al actuar sobre ellos.[15] Al igual que el bupropión, es un medicamento que necesita de prescripción médica.

La recaída es evitable

Antes de explicar qué significa «recaer en el consumo de tabaco» es importante clarificar algunos conceptos.[16]

En primer lugar, debemos definir un «desliz» o «resbalón» mientras intentamos dejar de fumar como aquellas caladas —o incluso cigarrillos— que se producen de una manera puntual y no se repiten a lo largo del tiempo. No todos estos deslices terminarán en una recaída, entendiendo «recaída» como el consumo de tabaco durante varios días seguidos o más —independientemente de la cantidad— después de un periodo de más de siete días sin fumar. La gran mayoría de deslices, como hemos comentado en capítulos anteriores, terminarán en una recaída puesto que volvemos a poner en marcha todos los mecanismos cerebrales de recompensa que provoca la nicotina. El hecho de intentar dejarlo y recaer no debe suponer una barrera para no volverlo a intentar. Debemos aprender de lo que no ha funcionado en el primer intento de dejar de fumar.[17]

Convertirse en exfumador consiste en un ejercicio de aprendizaje, y las caídas, como cuando aprendemos a montar en bicicleta, forman parte de este aprendizaje. ¿Cuántas veces nos caímos con nuestra primera bicicleta frente a un obstáculo ante el cual

135

todavía no teníamos la habilidad suficiente para superarlo? Posiblemente bastantes. La carrera del exfumador es similar: a medida que aprende a superar obstáculos, la conducción se hace más fácil.

En el siguiente cuestionario podemos medir cuáles son las posibilidades de recaída al intentar dejar de fumar:

¿Convives con un fumador?

Sí	1
No	0

¿Has probado el tabaco desde el primer día sin fumar?

No	0
Algunas caladas puntuales	1
Algunas caladas cada día	2
Algún cigarrillo esporádico	3
Algún cigarrillo cada día	4

¿Has ganado más de cuatro kilos?

No	0
Sí	1

¿Has intentado dejar de fumar anteriormente?

Sí, en más de dos ocasiones	0
Sí, entre una y dos ocasiones	1
No, nunca	2

¿Cuánto tiempo estuviste sin fumar?

Más de tres meses	0
Entre un mes y tres meses	1
Menos de un mes	2
Menos de una semana	3
No dejé de fumar del todo	4

¿Has usado, o usas, algún tipo de medicación de ayuda?

No	1
Sí	0

Cuando fumabas, ¿cuánto tiempo transcurría desde que te levantabas por la mañana y encendías el primer cigarrillo?

Más de media hora	0
Entre 15 minutos y media hora	1
Menos de 15 minutos	2

En anteriores ocasiones que has dejado de fumar, ¿estabas irritable, de mal humor, nervioso?

No	0
Sí	1
No lo he intentado antes	2

Ahora, o en anteriores ocasiones que has dejado de fumar, ¿te ha costado no fumar en situaciones estresantes, con amigos o en contextos sociales, cuando algo te ha recordado el tabaco o cuando estabas triste?

No	0
Sí, pero lo superé	1
Sí pero lo supere con dificultad	2
Sí, fue la causa de recaída	3
Nunca he dejado de fumar	4

Entre 20 y 24 puntos: posibilidades de recaída muy altas.
Entre 15 y 19 puntos: posibilidades de recaída altas.
Entre 8 y 14 puntos: posibilidad baja de recaída.
Menos de 8 puntos: posibilidad de recaída muy baja.

Juan Antonio tenía 51 años cuando vino a la consulta y nos contó la siguiente experiencia:

—Empecé a fumar a los 12 años, y a los 15 ya fumaba un paquete diario. Ahora tengo 51 y fumaba casi dos paquetes al día. En la cama, antes de levantarme, fumaba tres cigarrillos seguidos y lo mismo sucedía por la noche, podía fumar uno o dos antes de dormir. Creo que me he convertido en un auténtico profesional por lo que respecta a los intentos de dejar de fumar. Ya llevaba cinco y siempre me decía que sería el definitivo. Con cada fracaso, mi confianza caía por los suelos y no dejaba de repetirme que nunca sería capaz de dejarlo. El máximo de tiempo que estuve sin fumar fue hace dieciocho meses, cuando aguanté un mes y medio tras un ingreso en el hospital por una fractura de tobillo. Los días en la cama del hospital fueron terribles, lo pasé muy mal. A pesar de que mi mujer me traía tabaco, era imposible fumar, no me podía mover de la cama con tantos tornillos y el yeso en mi pierna. Pero no fumé. Cuando me dieron el alta a los diez días me dije: «Hombre, si has llegado hasta aquí, que es lo más lejos que has llegado en tu vida sin fumar, por qué no seguimos?». Ahí empezó mi sufrimiento. En el hospital no había fumadores y nada que me recordara el tabaco. Estaba de muy mal humor, siempre a la que saltaba, y me enfadaba por nada, e incluso estaba un poco triste, pero lo atribuía a la fractura y a que no me podía mover ni hacer vida normal. Al llegar a casa, me encuentro con que mi mujer y mi hija fumaban sin ningún tipo de problemas. Yo me volvía como loco y no hacía más que gritar que no fumaran. El mal humor y la tristeza iban a más y cedí... Le pedí a mi mujer que me dejara encender un cigarrillo y darle un par de caladas. Después, ya fue en las sobremesas y sin darme cuenta... ya tenía mi propio paquete de tabaco.

Juan Antonio dejó de fumar —a pesar de que su mujer e hija lo siguen haciendo— en su sexto intento, y ahora lleva más de dos años sin fumar. ¿Cómo lo consiguió? Con ayuda, con consejos y aprendiendo de sus experiencias. Controlamos los estados de ánimo con medicamentos, le dimos las claves para que fuera capaz de controlar los momentos en que aparecían las ganas de fumar y trabajamos su autoconfianza.

La autoconfianza, o autoeficacia, como algunos autores la denominan,[18] es la convicción que uno tiene de que puede realizar con éxito una conducta requerida para producir los resultados deseados; en nuestro caso, no fumar. Esta autoconfianza va a requerir, en la gran mayoría de los casos, unas habilidades aprendidas que permitan, primero, ejecutar esta nueva conducta y, segundo, que se realice con éxito.

Fumar se ha convertido en una serie de automatismos gestuales que se van a traducir a nivel funcional. El reflejo mano-boca al acercarse el cigarrillo, el olor del humo del tabaco, la acción de inhalar o el tener algo en las manos se han convertido en algo apetecible. Para romper con estos gestos automáticos debemos mantener nuestras manos ocupadas (gafas, bolígrafo) y, como ya hemos comentado, romper con la situación que nos recuerda el tabaco. Levantarse, salir, hacer otra actividad.

La autoconfianza no nos va a garantizar que no tengamos problemas, pero nos va a dar la seguridad de poderlos afrontar con unas buenas estrategias. Hemos aprendido los recursos que necesitamos para superar los momentos difíciles y vamos aprendiendo de cada situación a la que nos enfrentamos. No nos sentimos víctimas de la situación, lo que hacemos es afrontarla con las herramientas que hemos aprendido. Con cada nuevo paso vamos a salir fortalecidos, cada vez nos sentimos más confiados y seguros de superarlas, y nuestra autoestima mejora. Como hemos ido repitiendo, ser exfumador requiere práctica, paciencia y tiempo para manejar las situaciones difíciles con la máxima seguridad de superarlas.

Podemos resumir todo el proceso que nos lleva a dejar de fumar como un proceso que comporta «desaprender» todo aquello que nuestro cerebro ha aprendido con los años de consumo de tabaco. Desactivar la asociación entre fumar y sentirse bien va a ser un proceso que nos puede llevar cierto tiempo, ya que nuestro cerebro actúa de forma «automática» en lo referido a las conductas que terminaban siempre con un mismo resultado: encender un cigarrillo.

Es habitual que a lo largo de este proceso, aparezcan pensamientos del tipo «Desde que no fumo, todo va mal». Cuando en realidad el fumador sabe perfectamente que fumar le puede acarrear consecuencias negativas que se irán acumulando cuanto más tiempo se fume. No es que al dejar de fumar las cosas vayan mal, sino que al seguir fumando pueden ir a peor.

Hemos visto cómo fumar es un comportamiento complejo que se ha arraigado y consolidado en la vida del fumador de tal forma que condiciona la forma de sentir, percibir e incluso pensar. Veamos esquemáticamente esta conducta tan compleja.

FUMAR — Fumando realizábamos multitud de actos de nuestra vida

141

BIOLOGÍA — Al fumar la nicotina activaba nuestros centros del placer

SENTIR — Siempre valorábamos positivamente el tabaco

PENSAR — Al fumar experimentábamos emociones y estados agradables

PERCIBIR — Olores, gustos. Rituales que nos estimulaban

El fumador ha repetido tantas veces la misma conducta y en las mismas situaciones que responde a ellas de una forma automática y subjetiva ya que las percibe automáticamente como ganas de fumar.

RECUERDOS	CONSECUENCIAS
-Después de comer	-Siento placer y bienestar
-Con el café	-Me olvido de la situación
-Cuando me aburro	-Me siento mejor socialmente
-Cuando estoy con amigos	-Me activo
-Cuando me siento estresado	-Me relajo
-Y en muchas más ocasiones	-Me concentro
y situaciones…	-Y todo de una forma muy rápida

Existe una cadena que se inicia con el recuerdo o estímulos que desencadenan las ganas de fumar, entonces se fuma y los efectos positivos se producen de forma rápida.

El éxito o fracaso de dejar de fumar se puede expresar como una ecuación en la cual el resultado final debe ser el éxito. Los componentes de esta ecuación son múltiples y diversos, pero existen unos elementos clave:

$$\left(\text{Intención} + \text{estrategias de cambio} + \text{aprendizaje para el cambio} + \text{control de los síntomas de la nicotina} = \text{ÉXITO} \right)$$

Esta es la clave del éxito del exfumador. Se tuvo la intención y se dejó de fumar, a lo que se asociaron una serie de estrategias para favorecer este cambio: pasar de ser fumador a no fumar. Todo esto requirió de un aprendizaje para favorecer nuevas conductas y comportamientos frente a los deseos de fumar. Lo importante es llegar a ser exfumador.

El paciente anterior nos aseguraba que nunca en la vida se había enfrentado a nada como dejar de fumar. «Nunca nada me había costado tanto.» ¿Cómo lo consiguió? Con la combinación de los elementos de la ecuación anterior. A la medicación para controlar todos sus síntomas debidos a la caída de nicotina se asoció un plan para afrontar las barreras que lo hicieron difícil las veces anteriores. Identificó los problemas, aprendió cómo solucionarlos y los medicamentos controlaron todos los síntomas de su mono nicotínico.

5

Aprendiendo de la experiencia

«Perdonen, ¿les molesta que no fume? Gracias.»

Groucho Marx

Son millones los fumadores que han dejado de fumar 145 y conocer las dificultades con las que se han topado nos puede ayudar a entender y a controlar lo que nos sucede cuando lo intentamos. En las próximas páginas iremos viendo una serie de experiencias personales de fumadores que he ido recogiendo a lo largo de mi asistencia clínica con todos ellos. ¿Es normal que me suceda lo que me está sucediendo? ¿Solo me pasa a mí? ¿Por qué me pasa? ¿Lo puedo controlar?

Voy a hablaros de la ansiedad que está invadiendo mi triste y aburrida vida: me estoy dando cuenta de que entro en una de las fases más difíciles del proceso de dejar el tema este del tabaco porque todo me crea mucho estrés, todo me aburre, y todo me cansa. (¿Todo? ¡Sí, todo!). Lo único que se mantiene son las ganas de seguir luchando para dejar el tabaco

Esta frase, extraída de un bloguero anónimo en el portal www.tabaquisme.cat, la podrían hacer suya muchos fumadores (¿o exfumadores?). Intentemos buscar respuestas.

La exfumadora que no quería subirse a la báscula

Una de las constantes entre los exfumadores es la preocupación por el peso. Con la ayuda de la industria, y de una forma falsa, ha ido asociándose el argumento de que el tabaco actúa de sustituto de la comida, al mismo tiempo que disminuye la sensación de hambre. Esta idea es particularmente frecuente entre las mujeres, sobre todo jóvenes, de los países occidentales, donde el patrón de belleza se asocia con la delgadez.

146   Esta asociación entre peso y tabaco viene de lejos. Un médico español, Nicolás Monardes, ya recomendaba en 1565 mascar tabaco con zumo de limón para suprimir el hambre y la sed. Algunos historiadores sugieren que uno de los motivos de la gran popularidad del nuevo producto llegado de América entre las clases más pobres de Europa fue que suprimía la sensación de hambre.[1]

Conocer exactamente cómo y por qué el tabaco tiene un efecto sobre el peso ha sido el objetivo de muchas investigaciones desde hace años. Los primeros interesados fueron los mismos fabricantes, quienes ya en los años cincuenta explicaron este efecto basándose en una teoría ridícula: los fumadores comen menos, por lo tanto están más delgados, debido a un efecto psicológico asociado al efecto de «chupar» el cigarrillo; al fumar, se crea una sensación de sequedad en la boca que incrementa el reflejo de succión, que a su vez quita el apetito.

Teorías todavía más increíbles hablaban de que la disminución del hambre era una consecuencia que las contracciones del estómago que se producen al tener sensación de hambre eran eliminadas por el cigarrillo.

Maite, secretaria de dirección, tenía 38 años y una buena salud. Hacía cuatro meses que tomó la decisión de dejar de fumar —consumía una cajetilla diaria—. Nos encontramos a mediados de mayo, cuando el calor ya se empieza a notar. Como en cada visita de control, la invito a subirse a la báscula para comprobar cómo evoluciona su peso. «Ni hablar, no me vuelvo a subir a uno de estos aparatos —me dice—. No necesito pesarme para saber que estoy engordando, todo me aprieta, ya uso una talla más y se acerca el verano. Si esto sigue por este camino, ¡volveré a fumar, está claro!». Reviso mis registros: una altura de 1,70 metros con un peso inicial antes de dejar de fumar de 64 kilos. Por debajo del que sería su peso ideal, pienso. Hace un mes su peso fue de 67,2 kilos. Lo vamos controlando, le digo. «Para mí es un problema y no sé cómo controlarlo», me comenta ella. Maite no engorda, sino que recupera el peso que le correspondería si no hubiera fumado, y este es un punto clave: no estaríamos hablando tanto de un «aumento de peso» como de un «retorno al peso» idóneo.

Posiblemente uno de los mitos más extendidos, aunque no exclusivamente, entre las mujeres es que dejar de fumar engorda. ¿Todos los fumadores que dejan de fumar ganan el mismo peso? Ni mucho menos. Aquellos que al inicio del proceso tienen un peso por encima del que sería «su ideal» van a ganar menos peso, y al revés, los fumadores con un peso muy por debajo de su peso idóneo, son los que van a ganar más kilos. La ganancia de peso se produce durante los primeros meses, luego se para y, a partir de los seis meses, se vuelve al peso que correspondería si no se hubiera fumado, que no tiene por qué ser el mismo que cuando se fuma.

La gran mayoría de fumadores con un peso normal, e incluso por encima de lo que les correspondería, ganarán, de promedio, unos 2,5-3 kilos (ver Tabla 2), a diferencia de aquellos con un peso muy por debajo de lo que corresponde a su altura.

PESO AL DEJAR DE FUMAR	GANANCIA, EN KILOS DE PROMEDIO
Bajo	4,8 kilos
Normal/sobrepeso	2,5 kilos
Obesidad	3 kilos

Nuestra exfumadora había recuperado el peso que le correspondía por su estatura, en realidad no había engordado.

Las calorías son la gasolina de nuestro organismo. Constituyen un sistema al que llamamos balance energético: la entrada de calorías y el gasto de las mismas. La entrada viene proporcionada por lo que comemos, y el gasto por estos tres factores:

—**El metabolismo basal**: es el consumo de energía —gasolina— que hace nuestro organismo en reposo absoluto, lo que necesitamos para que nuestras células hagan su trabajo sin problemas.

—**El efecto calórico de los alimentos**: es el coste energético de procesar y almacenar los nutrientes que ingerimos con los alimentos.

—**El nivel de actividad**: movernos, hacer ejercicio, la rutina del día a día.

¿Cómo actuará la nicotina en este balance?

En primer lugar, acelerando el gasto metabólico basal, el consumo de calorías que se produce estando en reposo. Sabemos que la nicotina incrementa este gasto entre 70 y 200 calorías cada día. Al dejar de fumar, cada día quemamos —queramos o no— entre 70 y 200 calorías menos.

En segundo lugar, ya hemos visto que la nicotina disminuye la sensación de hambre a través de esos mensajeros químicos.

Y por otra parte, los fumadores tienen niveles de glucosa más elevados que los no fumadores (por esto es tan importante que los diabéticos dejen de fumar); cuando las cifras de glucosa bajan es cuando aparece la sensación de hambre. Al dejar de fumar tenemos más hambre porque tenemos menos glucosa.[2]

Las investigaciones actuales nos indican que los azúcares también actúan sobre nuestro mecanismo de recompensa, y lo hacen de forma similar a la nicotina. Cuando comemos chocolate, o algún tipo de alimento rico en azúcares, también obtenemos un «premio» a partir de esos circuitos de recompensa y sus mensajeros. El fumador, al dejar de fumar, busca su recompensa por otra vía. Resultado: más peso, ya que los alimentos elegidos suelen ser muy ricos en calorías.

En una investigación que probaba en ratones un posible fármaco con nicotina contra la depresión descubrieron que los animales que recibían el medicamento comían menos que aquellos que no lo habían consumido. Decidieron investigar por qué sucedía esto. El motivo es que la nicotina influye en un conjunto de circuitos del sistema nervioso central, una zona del hipotálamo que controla la motivación para comer y está relacionada con la obesidad en los seres humanos y en los animales. El hipotálamo integra las señales procedentes de nuestro intestino diciéndole al cerebro que necesitamos comer o, por el contrario, que ya tenemos suficientes calorías. Lo que realmente hace la nicotina en el cerebro, según este estudio, es activar unos receptores específicos, que a su vez activan un pequeño conjunto de neuronas del hipotálamo, llamadas proopiomelanocortinas (POMC), que producen la disminución del apetito.[3]

Nuestra exfumadora había recuperado tres kilos en cuatro meses, lo que supondría a priori que, si se mantenía a ese ritmo, al cabo de un año tenía que estar casi con diez kilos de más. Vi a Maite a los nueve meses de haber dejado de fumar. «¿Vemos el peso?», le dije. «Ningún problema, hoy sí me subo a la báscula.» El peso fue de 65 kilos y 100 gramos, no fumaba y solo había recuperado un kilo respecto a su peso anterior a dejar de fumar. ¿Dónde estaba el secreto? En los siguientes pasos:

1. No hay que obsesionarse inicialmente con el peso, se volverá al peso aproximado inicial.
2. Comenzar a practicar algún tipo de ejercicio físico de manera regular, y dedicar a ello unas dos horas a la semana.
3. Aprender a afrontar los momentos difíciles sin atracones; tener siempre a mano para pi-

car fruta o algún alimento de bajo contenido en calorías y grasas.

4. De la misma forma que no hay tabaco, se debe procurar, desde el primer día, no tener chocolate u otros alimentos ricos en azúcar. No busquemos otra vía para llegar al premio.

5. Si hay necesidad de tener algo en la boca, utilizar productos sin azúcares.

6. Comer frecuentemente y en poca cantidad; no llegar a tener la sensación de hambre.

Del craving *al estímulo controlado*

Llamamos *craving* al fuerte deseo de fumar que aparece una vez ya hemos dejado el tabaco y que engloba la esencia misma de la adicción en términos de que es algo irresistible. Este concepto ha ido evolucionando en los últimos años y no se ha logrado expresar en una única definición debido a la existencia de distintos modelos que lo explicarían. El concepto más aceptado sería el de una experiencia subjetiva que vive el adicto y que consiste en un deseo intenso de consumir, o una necesidad irresistible de autoadministrarse una determinada sustancia adictiva. En nuestro caso, la nicotina.[4] En definitiva, sería el deseo de experimentar los efectos de una sustancia psicoactiva que ha sido consumida previamente. Estos deseos irresistibles de fumar —o *craving*— responden a tres características:[5]

◆ Son subjetivos: la definición nos la da cada uno de los fumadores y no tienen por qué ser iguales.

◆ Lleva a volver a realizar una conducta ya conocida, fumar.

◆ Implica una anticipación de obtención de unos resultados positivos: si fumo estaré mejor.

Este fenómeno sería el responsable de muchas de las recaídas que aparecen incluso tras largos periodos sin fumar. En la gran mayoría de las ocasiones, el *craving* va a aparecer cuando nos enfrentemos a estímulos asociados al consumo de tabaco. Es importante que los sepamos detectar, analizar y afrontar. Van a desaparecer sin necesidad de fumar.

Deberíamos diferenciar entre los síntomas que se presentan con el «mono nicotínico» (abstinencia) y los deseos de fumar. A su vez, el *craving* formaría parte de la propia abstinencia de nicotina que aparece en las primeras semanas. Estos deseos de fumar aparecen rápido tras dejar el tabaco y pueden mantenerse por largos periodos de tiempo, a diferencia de la abstinencia, que aparece durante las primeras 24-48 horas y no dura más de tres o cuatro semanas. El síndrome de abstinencia se debe a la falta de nicotina, mientras que el *craving* suele estar provocado por estímulos relacionados con fumar o por determinados estados emocionales.

Se han diferenciado dos tipos de *craving*: el físico y el psicológico. El primero estaría ligado a la abstinencia de nicotina y se manifiesta por una serie de síntomas que contribuyen a la aparición de estos deseos fuertes de fumar. El segundo, o psicológico, también llamado por algunos «simbólico», se presenta en exfumadores que llevan algún tiempo sin fumar y cuando ya no existe la abstinencia.

Durante el primer mes después de dejar de fumar el *craving* generalmente aparece asociado a determinados tipos de pensamientos —no vale la pena dejar de fumar, me encuentro igual que antes...— o bien por culpa de síntomas físicos asociados a la abstinencia. Hasta los seis meses, aproximadamente, se asocia a una falsa sensación de confianza de que ya no queremos fumar. Durante años puede aparecer (con más o menos frecuencia) asociado a estímulos externos (imágenes, olores, sabores) o internos (emociones, pensamientos).

¿Cuántos tipos de craving tenemos? [6]

1. Como **respuesta a la abstinencia**. Ha disminuido el «placer» que me aportaba el tabaco y, por el contrario, ha incrementado el malestar que me supone no fumar.

2. Como **respuesta a no obtener placer**. Falta de habilidades para encontrar formas de distraerse.

3. Como **acto reflejo**. Al realizar una determinada actividad —lo que llamamos estímulos neutros— asociada con la intensa recompensa que nos proporcionaba fumar.

4. Como **respuesta a los deseos placenteros**. Cuando combinamos una experiencia placentera y fumar. Practicar sexo, por ejemplo, donde la combinación de una actividad natural y el consumir tabaco no es comparable a la actividad natural por sí sola.

153

Contemplemos las ganas de fumar como un deseo progresivo que puede seguir la siguiente forma, que iría de menos a más:

ADICCIÓN

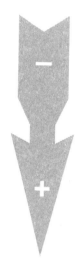

Me gusta fumar este cigarrillo

Quiero fumar

Lo necesito

Mataría por fumarme un cigarrillo (*craving*)

154

La historia de Miguel es ilustrativa:
—Durante los últimos siete años he fumado tabaco de liar al creer que de esta forma fumaría menos. Fumaba unos veinte cigarrillos al día. Y a veces más.... El primero me lo fumaba a la media hora de levantarme por la mañana. Continuaba al llevar al niño al cole, o bien saliendo al balcón a fumar (en casa no fumaba, mi mujer no quería que lo hiciera delante del niño ni dentro de casa por el olor). Luego, después de desayunar, después de comer y después de cenar. El mejor de todos era el de después de comer. Es el que me sentaba mejor..., el que deseaba con todas mis fuerzas. Llegó un momento en que pensé que comía para disfrutar del cigarrillo de después. Llevo un mes sin fumar y hay días o momentos en que, no sé por qué, mataría por un cigarro. Al revés de otros días, en

que piensas en el tabaco pero no fumas y es más fácil. En estos momentos tan fuertes empiezo a pensar: que si por uno no pasa nada, enciendo un cigarrillo y ya volveré a empezar… Aguantarme me cuesta mucho. Hay momentos en que pensar que no volveré a fumar en toda mi vida se me hace una montaña.

¿Es normal que suceda lo que nos explicaba Miguel al dejar de fumar? Sí, con más o menos intensidad o frecuencia, casi todos los exfumadores tendrán experiencias similares.

Este fenómeno puede aparecer en aquellos momentos que siempre hemos vinculado con el acto de fumar, cuando el organismo responde a esas situaciones de una forma anticipada a la conducta habitual: ganas de fumar. Sería la sensación —necesidad— que tiene el exfumador de conseguir lo que le proporcionaba el consumo de tabaco.

Este fenómeno ha sido demostrado a nivel de laboratorio mediante diversos tipos de experimentos. El primero de ellos, y del cual ya hablamos en capítulos anteriores, consiste en mostrar imágenes y sonidos relacionados con el tabaco, comprobando cómo en los exfumadores sometidos a esta prueba se desencadenan ganas de fumar.

Otra forma de demostrarlo es mediante lo que llamamos exposición in vivo. Se les dan objetos que se asocian con fumar e incluso cigarrillos de plástico. En este caso, los deseos de fumar también aparecen y son más fuertes que los provocados por los estímulos visuales. Por este motivo, nunca aconsejaría a un exfumador utilizar objetos que recuerden a un cigarrillo.

Las últimas investigaciones se han centrado en la realidad virtual. Son pocos los estudios realizados con esta tecnología, pero se ha observado que un entorno virtual provoca elevados niveles de deseos de fumar, como los que pueden aparecer en la vida real. En un futuro esta tecnología nos puede resultar muy útil en el tratamiento y desaprendizaje de los fumadores, ya que parece capaz de provocar situaciones a partir de las cuales se les podrán enseñar estrategias sobre cómo afrontarlas.

Del cigarrillo a la montaña

«Empecé a fumar a los 15 años, y desde los diecisiete fumaba entre veinte y treinta cigarrillos al día. Nunca me había planteado dejar de fumar. Tengo 34 años, me encuentro bien. ¿Por qué tenía que dejar de fumar? En el verano de 2004 viajé a Canadá; el vuelo, sin tabaco, se me hacía largo. Cuando hicimos una escala fui al lavabo en la terminal. No aguantaba más y el aeropuerto no tenía zona de fumadores. Y si fumo… Efectivamente, encendí el cigarrillo y en menos de un minuto tenía a la mitad del personal de seguridad golpeando la puerta. Apagué rápidamente el cigarrillo y abrí la puerta y a voz en grito un guardia de seguridad me comunicó que estaba totalmente prohibido fumar y que en todo el aeropuerto había señales de prohibición. Me aseguraron que me arriesgaba a una multa. Todo el mundo que estaba en los lavabos estaba pendiente de la discusión. Yo me sentía totalmente abochornado. Al final, con una sonrisa de comprensión, eso sí, me dijeron que no debía volver a hacerlo o las consecuencias serían la multa que me habían comentado. Fue tal mi grado de vergüenza que lo primero que hice fue tirar todo el tabaco y proponerme no fumar nunca más y me di cuenta de lo adicto que era. Fue un error. En mi vida lo he pasado tan mal. Al tercer día empecé a sentirme fatal, estaba siempre en estado de alerta, preocupado e irritable. Me faltaba el aire, me dolía la cabeza y me sudaban las manos de forma poco normal. Tienes un ataque de ansiedad, me dije. Yo ya soy bastante ansioso y reconozco los síntomas. Paré, compré un paquete de tabaco y se acabó el problema. Volví a fumar los treinta cigarrillos al día. Ahora ya no fumo, soy un exfumador, y esto me ha permitido darme cuenta que el tabaco no me calma la ansiedad, todo lo contrario.»

En este caso vemos cómo la «desaparición del humo» le ha permitido conocerse como persona: el tabaco no calma, todo lo contrario.

La ansiedad es la más común de las emociones. Debemos diferenciar la ansiedad de la angustia. La ansiedad se caracteriza por una sensación de malestar, tensión, preocupación, temor e inseguridad. Cuando estos sentimientos se acompañan de síntomas físicos como palpitaciones, sudoración, tensión muscular, malestar en el estómago y otras, lo llamamos angustia. La ansiedad es una emoción que nos pone en alerta, nos activa ante la posibilidad de que frente a una determinada situación obtengamos un resultado no deseado o negativo. Esto lleva a la persona a un estado de inquietud que no va a cesar mientras perciba la amenaza —no fumar—.[7] Por lo general, estas situaciones se viven de una forma estresante y es entonces cuando aparece la ansiedad.

Es difícil establecer qué existe primero, si el trastorno de ansiedad o el consumo de tabaco. Sabemos que cuando estudiamos a pacientes con antecedentes de cuadros de ansiedad, como trastornos de pánico o ansiedad generalizada, el número de fumadores entre estos pacientes es superior al de la población en general. Son interesantes los resultados de un estudio[8] que se realizó durante varios años con un grupo de 688 adolescentes y mediante el cual se constató que aquellos jóvenes que fumaban más de un paquete al día tenían más riesgo de presentar trastornos ansiosos como la agorafobia, crisis de pánico o ansiedad generalizada. Pero la relación contraria no se ha podido demostrar; tener ansiedad antes de empezar a fumar no se relacionaba con un mayor riesgo de ser fumador.[9]

La mayoría de las investigaciones nos dicen que fumar precede a los problemas de ansiedad y no al revés, e incluso que fumar puede incrementar el riesgo de padecer ataques de pánico. Existen distintas teorías para explicar esta relación. Por una parte, se sugiere que la ansiedad es una consecuencia del consumo continuado de nicotina. La ansiedad puede aparecer como parte de la abstinencia de nicotina o, por otro lado, debido a una forma indirecta, como sería el sentimiento de culpabilidad del fumador como consecuencia del consumo.[10] Una segunda teoría viene a decir que el consumo de productos psicoestimulantes, como es la nicotina, tiene como propósito aliviar las emociones negativas y otras respuestas del organismo relacionadas con la falta de nicotina y que estas situaciones se viven como una posible amenaza que genera ansiedad.[11] El consumo, que inicialmente se produce para aliviar estos síntomas, se convierte en un problema que nos puede generar, asimismo, más ansiedad.

Fumar ayuda a afrontar estados de ánimo negativos, pero también incrementa el estrés, y por lo tanto, la ansiedad. Hemos visto cómo la nicotina tiene efectos que llamamos ansiolíticos (controlan la ansiedad), ansiógenos (incrementan la ansiedad) y antidepresivos; uno u otro efecto dependerán de la dosis de nicotina administrada y de la forma de fumar. Parece ser que este control de la nicotina tiene un mayor efecto en situaciones estresantes. Este efecto vendría a explicar su mayor capacidad adictiva en aquellas personas con un alto nivel de estrés o que se sienten ansiosas o tristes.

Muchos fumadores empezaron a fumar a los primeros síntomas de estrés adaptando un patrón de conducta que hace que respondan a esta situación fumando. Se ha creado una respuesta de huida.

Volvamos a nuestro exfumador. El motivo del viaje era una estancia durante un año en un centro de la ciudad de Vancouver.

—La verdad es que me llevó cuatro años de mi vida conseguir la beca que me permitiera hacer lo que me gusta en un centro puntero. A pesar de mi buen nivel de idioma, ya llevaba semanas preocupado y nervioso por lo que me esperaba: ¿me adaptaré?, ¿cómo será el centro?, ¿podré ver a la familia durante este año?, ¿aguantaré bien el clima? Te puedo decir que en este mes previo fumaba sin parar, lo mismo que hacía cuando tenía un examen.

Así que controlaba su estrés fumando y el viaje no fue una excepción. A la vuelta dejó de fumar, controlamos su ansiedad mediante ayudas adecuadas a su propósito, técnicas de relajación simples y un programa de ejercicio físico progresivo. A los cinco meses su ansiedad crónica había desaparecido y encontró otras formas de controlar su estrés. Actualmente es un muy buen corredor de carreras de montaña.

159

Yo no salgo a fumar y el humo de segunda mano

Si existe un punto polémico en el tema del tabaquismo es la regulación de los lugares donde se permite su consumo. Desde su regulación, el fumador ha pasado de fumar donde quería a hacerlo allá donde le es permitido, oponiendo unas enormes resistencias a estos cambios. Me gustaría relatar una experiencia personal que nos situará en el problema.

Era un viernes, teníamos una reunión durante todo el día en el centro y nos tomamos un descanso al mediodía para comer y seguir hablando de los temas en un restaurante cercano para no perder demasiado tiempo. Al entrar en el restaurante, lo vimos lleno. No teníamos reserva, pero probamos. «No hay mesa en la zona de no fumadores». «¿Qué hacemos?», nos preguntamos los cuatro. «Si quieren —nos propuso la encargada de recepción—, tenemos mesas en la zona de fumadores». Nos miramos, ninguno de los cuatro éramos fumadores. Al ver nuestra expresión, rápidamente la empleada nos dijo: «Todas están libres, no hay problema». Entramos y, efectivamente, todas las mesas estaban vacías. Nos quedamos. Empezamos a comer y las mesas seguían libres, estábamos relajados y orgullosos de nuestra decisión: «Mira qué suerte hemos tenido y así no perdemos demasiado tiempo». Incrédulos. Con el segundo plato llegaron los fumadores. Bueno, dirán, si comen en una zona de fumadores lo lógico es que se ocupe por fumadores. Ahí está el problema, no eran nuevos clientes que venían a comer sino los fumadores de la zona de no fumadores que venían a tomar el café y a fumar en la zona habilitada. ¿Recuerdan cuando las últimas filas de los aviones eran para fumadores? Aunque se fuera fumador, nunca se cogían estos asientos. Sencillamente te levantabas, ibas al final del avión, fumabas y te volvías a tu asiento. Igual que en el restaurante.

A lo largo de mi carrera he tenido que asistir a diversas tertulias y entrevistas sobre temas relacionados con el tabaco. Una discusión recurrente en casi todas ellas es la acusación sobre el exceso de regulación que la Administración —y en el mismo paquete vamos todos los que nos dedicamos al tratamiento y control del tabaquismo— somete a los ciudadanos sobre el consumo de tabaco, que agrede, según los detractores, su capacidad de libertad y de elección. Siempre pongo los mismos ejemplos. La libertad de una minoría —aunque les pese a los fumadores son minoría en la población, tres de cada diez habitantes serían fumadores— se impone sobre el resto. Los no fumadores son más, se sienten desprotegidos y quieren defender sus derechos. Y no digamos los exfumadores. El grado de complejidad que representa regular, por encima de otras medidas, su consumo, ha llevado a países como los anglosajones, sin tradición de leyes escritas, a la necesidad de legislar los lugares de consumo.

Esta defensa y protección del no fumador se basa en un solo concepto: el humo de segunda mano. También se lo ha llamado «humo de tabaco ambiental» o «polución por humo de tabaco». La víctima en este caso es el fumador pasivo o fumador involuntario. ¿Qué es el humo de segunda mano? Es la mezcla de gases y partículas que se generan al quemar un cigarrillo junto con el humo que exhala el fumador y que se deposita en el aire existente. El no fumador respira este aire. Pero para eso tenemos la posibilidad de diferenciar dos ambientes distintos: uno para los que fuman y otros para los que no fuman, es el argumento que siempre se suele defender y que es totalmente falso.

José tiene 47 años y trabaja en la restauración desde los veintiuno. Nunca ha fumado. Sus jornadas laborales son habitualmente largas y ya no digamos en periodos de máximo trabajo, como son las épocas estivales. Era a principios de invierno y nos consultaba porque presentaba un cuadro de tos, fiebre y dificultades para respirar desde hace varios días. Lo primero que se me ocurrió fue preguntarle si era fumador, la clínica que presentaba era la típica del fumador crónico. «No he fumado en mi vida», me contestó. Le hice todas las pruebas y el resultado fue el que podríamos encontrar en un fumador de entre diez y quince cigarrillos diarios. ¿El personal que atiende en la zona de fumadores debe ser «obligatoriamente» fumador? Por lo visto, fumador pasivo seguro que sí.

A principios de siglo XXI ya disponíamos de una gran cantidad de evidencias e información de cómo este humo del tabaco en el ambiente afectaba a los no fumadores y de cuál era su composición. Más de la mitad del humo que genera un cigarrillo es el que desprende al quemarse. Su contenido es similar al humo que inhala el fumador: los mismos componentes perjudiciales, monóxido de carbono, nicotina… Este humo que se genera mientras el cigarrillo se quema contiene componentes incluso más peligrosos que el inhalado por el fumador al producirse a una temperatura más baja, «más sucia» como designan algunos expertos.

Pilar, 32 años y dos hijos. Dejó de fumar en los

dos embarazos pero, en ambos casos, volvió a fumar tras el parto. La vemos a los catorce meses de haber tenido su segundo hijo, está fumando veinte cigarrillos al día. Una de las preguntas que hacemos habitualmente para medir el grado de dependencia a la nicotina suele ser el tiempo en que se tarda por la mañana en encender el primer cigarrillo —cuanto menor es el tiempo, más adicción—. «Unos 45 minutos —me contestó—. Dentro de casa no fumo, por los niños, ¿sabe? Siempre suelo ir a la cocina y fumo con la ventana abierta y la puerta cerrada». Entonces, ¿cuándo fuma el primero? «En el coche, al llevar a los críos a la guardería.» No supe qué contestar, es como pedir sacarina después de una comida de 2.000 calorías, pensé.

Le informé a Pilar de los resultados de todos los estudios que se han realizado en niños de padres fumadores y las consecuencias de respirar el aire con humo de tabaco. Se quedó sorprendida: «No lo sabía, y yo fumando en el coche».

Los niños de padres fumadores tienen un riesgo superior de presentar enfermedades respiratorias, como bronquitis o cuadros más graves de asma, otitis con más frecuencia, una función pulmonar reducida e, incluso, se ha asociado con la muerte súbita del lactante. En el Reino Unido uno de cada cinco niños vive en hogares donde al menos hay un fumador y el humo del tabaco es responsable de 160.000 nuevos casos de enfermedad infantil cada año. [12]

En un estudio realizado en la Unión Europea en 2009 casi el 50 por ciento de los hogares europeos tenían aire contaminado por el humo de tabaco. Este mismo informe estimaba en 19.000 las muertes cada año en toda la Unión como consecuencia de la exposición al aire con humo de tabaco. La gran mayoría de estas muertes fueron por enfermedades del corazón, cáncer de pulmón, enfermedades respiratorias y, últimamente, se ha relacionado con la sensibilidad química múltiple.[13] ¿Libertad de elección? Por parte del no fumador, no parece que le hayan dado oportunidad de elegir.

Visité por primera vez a Ignacio hace diez años. Era un fumador de paquete y medio al día y nunca había intentado dejar de fumar desde los dieciséis años, cuando empezó. Por lo que me contaba, llegué a la conclusión de que su adicción al tabaco tenía un componente social importante. Asociaba fumar con salidas y encuentros con amigos y compañeros. En estos momentos era cuando se disparaba de forma importante su consumo de tabaco. Seguimos el tratamiento tradicional con fármacos para controlar la falta de nicotina junto con las estrategias para afrontar los momentos difíciles. Como es habitual en la consulta, regresó a los quince días, no fumaba y estaba tranquilo. «¿Qué tal en los momentos difíciles?», le pregunté. «Bien, sin problemas, todo ha funcionado perfectamente tanto en casa como en el trabajo», me contestó. Como ya había intuido algo, le pregunté cómo le había ido durante las salidas y los encuentros con los amigos. «Pues la verdad es que bien, no he salido, me da miedo no saber controlarme.» Le comenté que debía afrontar esos momentos de dificultad desde el principio ya que más tarde se harían más difíciles. Quedamos en que lo intentaría siguiendo una serie de consejos. Al mes y medio no acudió a la cita y lo llamé para ver qué había sucedido. «En la primera salida me costó pero hice todo lo que hablamos y no fumé —me contestó por teléfono—. El problema fue a los pocos días, salimos a cenar el grupo de amigos, casi todos ellos son fumadores. La sobremesa se alargó, fumaron. Llegó un momento, a pesar de que salí en tres ocasiones del restaurante, en que encender un cigarrillo era una obsesión, lo hice y fumé cinco seguidos. Al día siguiente ya fumaba lo mismo que antes». No lo he vuelto a ver y no sé si sigue fumando, lo más seguro es que sí.

Creo que, como ayuda al exfumador, existe un antes y un después de la regulación del consumo en espacios de hostelería y ocio. Posiblemente, el caso anterior no lo hubiera tenido tan difícil.

Cuando se empezó a plantear la regulación del consumo de tabaco en espacios públicos, entre ellos la hostelería, la actitud de la industria fue agresiva y crítica con los resultados científicos que ponían en evidencia las consecuencias del humo de segunda mano. Muchas de estas estrategias se realizaron de forma conjunta con algunas asociaciones de hostelería que presagiaban el «fin del mundo» y el cierre de prácticamente todos los establecimientos si no se permitía fumar. Organizaron equipos de expertos a nivel mundial para vender sus argumentos: el origen no era el tabaco sino otros contaminantes provenientes de moquetas y alfombras, o bien la causa eran los defectos en la ventilación de los locales.

La manipulación de la industria llegó a extremos inimaginables. En el año 2000 dos investigadores españoles, Carlos A. González y Antonio Agudo, denunciaban en una revista médica[14] las interferencias y manipulaciones por parte de la industria como respuesta al estudio realizado en siete países europeos,[15] que demostraba a las claras la relación entre ser fumador pasivo y estar sometido a un mayor riesgo de padecer cáncer de pulmón. Durante la realización del estudio, los investigadores de los distintos países recibieron diversas llamadas de otros «científicos» interesándose por los resultados que aportaba su estudio. En principio no sospecharon nada. Su gran sorpresa les llegó cuando el periódico londinense *Sunday Telegraph*,[16] meses antes de publicar su artículo en una revista médica de gran impacto, publica una noticia donde señalan que el estudio realizado sobre la relación entre humo ambiental del tabaco y el cáncer ha fracasado en su intento de demostrar esta relación y que, incluso, este aire contaminado podría ser protector. El mismo periódico publica en agosto de 1998[17] los resultados de un estudio financiado por las grandes empresas tabaqueras informando de que los fumadores pasivos estarían expuestos, como máximo, al equivalente a seis cigarrillos al año y, con estas cifras, era poco probable que una exposición tan baja produjera daños en la salud. Con el tiempo, se pudo acceder a documentos confidenciales de la industria tabaquera[18] en los que se demuestra claramente que se siguió una estrategia predeterminada en la que, de forma voluntaria o involuntaria, participaron científicos, medios de comunicación, consultorías y abogados con un solo objetivo: manipular y desacreditar unos resultados que eran evidentes. «Nuestro objetivo consiste en complacer a nuestros accionistas», fue una frase pronunciada por un alto directivo de la industria y que podríamos traducir como: «Todo vale para vender el mayor número posible de cigarrillos, y cuando existe algún obstáculo, lo derribamos».

Me gustaría volver a nuestras experiencias contadas por exfumadores.

Lourdes tenía 24 años y era una fumadora promedio, una cajetilla al día y varios intentos a sus espaldas que fracasaron no sabe muy bien por qué. Acudió a consulta hace poco más de un año para dejar de fumar. «Lo que más me molestaba últimamente era tener que salir de los locales a fumar. Todos delante del restaurante o la discoteca como verdaderos posesos, fumando rápido para volver a entrar: incluso cuando quedábamos con amigos en algún bar para ver un partido, me he encontrado en la situación de ir a la puerta y sacar el brazo fuera con el cigarrillo para no perderme las jugadas. Paso mucha vergüenza cuando me veo así.» A los seis meses me comentó: «¿Sabes?, ahora ya no salgo. Qué satisfacción».

167

Y soñé...

Con toda seguridad, uno de los fenómenos que observamos con frecuencia al dejar de fumar, y para el cual no tenemos una explicación clara, son los trastornos del sueño. Estas alteraciones del sueño se presentan en casi todas las adicciones y la más llamativa de todas ellas es lo que llamamos «sueños vívidos» —lo que los especialistas llaman «parasomnias»—: son experiencias que se viven con gran intensidad, con sensación de realidad, que aparecen durante el sueño y que pueden acompañarse incluso de actividad física.[19]

Recuerdo una anécdota que hace años me comentó un compañero psiquiatra que se dedicaba al tratamiento de la adicción a los barbitúricos: «Imagínate hasta dónde pueden llegar que una de mis pacientes se tragaba los botones del pijama durante sus sueños pensando que eran comprimidos».

Un paciente me contó su experiencia relacionada con este tipo de sueños: «A los pocos días de dejar de fumar, me di cuenta de que soñaba más que antes, o eso creo, pero lo cierto es que ahora me acuerdo de lo que he soñado…, es como si lo hubiera vivido. Mi compañera me dice que ahora me muevo más en la cama, que estoy inquieto. Imagínate que ayer soñé, y me acuerdo perfectamente, que fumaba: estaba en un jardín, no se cuál porque yo no tengo, la mar de relajado y fumándome un cigarrillo… Te aseguro que sentía y percibía el mismo placer que si estuviera fumando, pero al mismo tiempo me decía a mí mismo: "Pero qué haces, si no quieres fumar, si lo estás dejando". Me sentía culpable y alarmado cuando me desperté».

Estos sueños tan vívidos son un fenómeno bastante habitual, casi la mitad de los exfumadores los van a sufrir, sin que se haya observado ninguna relación con los tratamientos para dejar de fumar. Aparecen con todas las medicaciones, e incluso sin tomar ninguna de ellas. Desconocemos por qué suceden, pero parece ser que al dejar de fumar el cerebro del exfumador entraría en una intensa fase de recuperación que comportaría cambios en el mismo. De alguna forma, el cerebro intentaría recuperase por sí mismo de los efectos de la nicotina.

Hemos visto en capítulos anteriores que un mensajero químico llamado serotonina se ve estimulado por la nicotina y que, cuando se deja de fumar, los niveles de este mensajero caen a niveles bajos.[20] Al dejar de fumar, el cerebro intentaría compensar esta pérdida de producción de serotonina y por esto se producirían estas pesadillas y sueños más vívidos.

Esta regulación duraría entre dos y tres semanas, que es cuando con más frecuencia aparecen este tipo de sueños. Otros investigadores[21] han sugerido que cuando se incrementan los niveles de serotonina también se incrementan los niveles de oxígeno como resultado: llegaría más oxígeno al cerebro, que tiene un papel fundamental en la llamada fase REM del sueño. Es en esta fase cuando se producen los sueños.

Estos sueños serían, entonces, parte de la recuperación. En poco tiempo, volveremos a dormir incluso mejor que cuando se fumaba.

169

Historias

Veamos una serie de historias, algunas de ellas curiosas, que marcaron la vida y las decisiones de quienes las vivieron.

Soledad era una trabajadora social de 46 años que perdió a su marido por cáncer de pulmón tras una larga y penosa agonía hacía seis años. Era una fumadora de un paquete y medio de cigarrillos al día que nos pidió ayuda para dejar de fumar por primera vez en su vida. «Después de la muerte de mi marido no hago más que darle vueltas al tema del tabaco. Tengo dos hijos que todavía me necesitan, si no dejo de fumar y enfermo, ¿quién cuidará de ellos? Uso el tabaco como si fuera una muleta para andar por la vida. Para reír, para llorar; para ver la televisión o apagarla; para distraerme o para concentrarme. No sé hacer nada en la vida sin fumar.» Soledad tomó la decisión. «Ahora, después de tres años, creo que ya es un tema superado. Me he dado cuenta de que puedo vivir sin tabaco, vuelvo a ser feliz.»

Sala de Cardiología. Como cada mañana, valoramos a los pacientes que han ingresado a lo largo del día anterior. Entro en la tercera habitación, hasta el momento ninguno de los pacientes ingresados ha sido fumador, y me encuentro con Jesús, un hombre de 56 años que ingresó la noche anterior por su tercer infarto. Hablamos y en un momento de nuestra conversación le pregunto: «¿Fuma?». «No doctor, fumaba.» «¿Cuándo lo dejó?» «Ayer por la tarde.»

De esta otra historia ya hace unos años, cuando empezaba con el tema del tabaquismo. Uno de mis pacientes me comentaba de forma divertida, ya en el proceso final de su tratamiento, su experiencia en el parto de sus dos hijos. «Recuerdo cuando tuve a mi primera hija en 1987, aguanté todo el parto como un jabato en la sala de espera sin fumar ni un solo cigarrillo. No salí ni un solo segundo para no perderme el momento en que el ginecólogo me dijera que todo había ido bien y ya podía ver a mi hija. En 1989 tuve a mi segunda hija y le pedí al ginecólogo si podía asistir al parto porque estaba muy nervioso y prefería estar en la sala de partos. Al entrar en el vestuario le dije al médico: "Estoy muy alterado, ¿puedo fumar?". "Sí, claro ¿me das uno? Yo también estoy muy nervioso", me contestó el ginecólogo. Volví a salir y no asistí al parto, me quedé en la sala de espera.»

Me he encontrado con todas las situaciones posibles; desde pacientes que niegan haber fumado un solo cigarrillo cuando todas las determinaciones dicen lo contrario hasta pacientes con una gran imaginación. Llevaba con Antonio varios meses de tratamiento. En las visitas nunca conseguí que me dijera que no fumaba. Siempre me repetía: «Todo va bien, sin problemas». A los seis meses le dije: «Vamos a ver, Antonio, no puede ser que todo vaya bien, los resultados nos dicen lo contrario». «Mire, doctor, nunca le he dicho que hubiera dejado de fumar, pero ya no fumo cigarrillos.» Se había pasado a los habanos.

Cuando se inicia una terapia es importante identificar los motivos que llevan a dar el paso de dejar el tabaco. «Volvíamos de pasar las vacaciones de verano en el pueblo de mi mujer. Son muchas horas de viaje y siempre he fumado en el coche, así que encendí mi quinto cigarrillo desde que habíamos salido. No me pregunte qué pasó pero se me cayó el cigarrillo, lo típico. Cuando quise darme cuenta, el coche estaba a medio metro de la barrera protectora. Menos mal que pude regresar a la calzada. ¡Iba con toda la familia! Quiero dejar de fumar. Sé que algo así no va a volver a suceder, esta vez ha salido bien, pero... quién sabe.»

Posiblemente esta otra sea una de las historias que he escuchado a lo largo de los años que me ha dejado una peor sensación: «Fumo tres paquetes al día desde hace años a pesar de que mi sistema respiratorio ya no aguanta tanto tabaco. No lo recuerdo con exactitud, pero habré intentado dejar de fumar como mínimo nueve o diez veces en los últimos años». Quien me lo está contando es un hombre de 46 años que aparenta diez más, grandes ojeras, dedos totalmente amarillentos, bien vestido, parece tener un buen nivel de educación, trabaja en una entidad bancaria, está separado con dos hijos adolescentes. «Me empecé a preocupar hace unos seis meses en uno de mis muchos intentos. Llevaba cuatro días sin fumar y me encontraba fatal. No tenía tabaco, ya sabía por experiencias anteriores que si tengo tabaco fumo, no sé aguantarme. Y sucedió algo que me preocupa y avergüenza. Una mañana al ir a coger el autobús para ir al trabajo tenía delante de mí a una mujer que iba fumando, y veo que tira el cigarrillo a medio consumir todavía encendido. No me lo pensé dos veces, me agaché, lo recogí y me fumé lo que quedaba. Esto no es lo peor, lo repetí varias veces ese día y al siguiente. Buscaba colillas en el suelo como si fuera un sintecho.» No fue fácil, pero lleva dos años de exfumador, y lo más importante: «Me miro al espejo y no me reconozco. Lo que veo ahora me gusta», me ha confesado.

172

Me gustaría finalizar con una historia especial que me contó Luis hace unos años. «Ya no podía más y decidí que el día 1 de enero dejaba de fumar. ¿Por qué no? Es un día como cualquier otro. Volví a casa cerca de las dos de la madrugada después de asistir a una fiesta de fin de año. Llegué a la habitación, miré el paquete de cigarrillos y vi que quedaban unos diez. Me habían comentado que cuando intentas dejar de fumar lo más importante es no tener cigarrillos. Miré la cajetilla, miré la ventana, la abrí y arrojé el paquete. Vivo en un tercer piso. Me acosté. Durante casi dos horas intenté dormir, pero el paquete que había arrojado por la ventana se me aparecía una y otra vez. Me levanté, me lavé la cara con agua fría, puse la tele. Pero nada, seguía allí, llamándome. De repente, me vi como un poseso buscando en toda mi ropa, cajones, rincones, por todos los sitios, ese cigarrillo que no sabes que dejaste allí. Nada, no aparecía. Me vestí, dispuesto a salir a comprar tabaco. Pero ¿adónde vas a ir a estas horas del día 1 de enero a por tabaco? Se hizo la luz: el paquete que había arrojado por la ventana. No lo dudé, bajé a por el paquete. Mi habitación da a un pequeño patio vallado donde tenemos los contenedores de basura que la portera recoge cada día a última hora de la tarde. Salté, porque no tengo llave de acceso al patio, y me vi con el encendedor buscando entre los contenedores mi paquete de tabaco. Me costó veinte minutos pero di con él. Empecé el año con esos cigarrillos mirando al cielo y muerto de frío. Ahí me di cuenta de lo que representa el tabaco y aquí estoy.» Por supuesto, lo ayudamos, y sin grandes dificultades, se convirtió en exfumador aunque fuera en un mes de julio.

El exfumador feliz

Uno de los falsos mitos más frecuentes que circulan sobre los fumadores que han dejado de fumar es que se vuelven más intolerantes con el entorno donde conviven con los fumadores: todo les molesta, les recuerda cuando fumaban…, en definitiva, son menos felices desde que no fuman porque les gustaba fumar. Todo ello es falso.

Entre los fumadores es habitual, al dejar de fumar, que te comenten que quieren o deben dejar de fumar, a pesar de que les gusta y disfrutan con ello. Cuando les preguntas sobre cuáles son aquellos cigarrillos que más disfrutan a lo largo del día, generalmente identifican entre tres y cuatro. El resto,

173

para ellos, serían prescindibles. Entonces, ¿por qué se fuman una cajetilla? Ya lo hemos comentado: por la adicción a unos determinados niveles de nicotina.

Cuando en diversas encuestas realizadas se les ha preguntado a los fumadores «Si pudiera hacerlo de nuevo, ¿le habría gustado no empezar a fumar?», el 90 por ciento respondieron afirmativamente, con unos mayores porcentajes entre las mujeres. Aquellos fumadores que lo han intentado en múltiples ocasiones y aquellos cuya salud se resiente por culpa del consumo de tabaco, ¿disfrutan fumando? ¿Les gusta fumar? Parece ser que no.

Continuemos con el falso mito de que los exfumadores tienen un peor humor y estado de ánimo que los fumadores. Distintos estudios han mostrado que los fumadores suelen tener cambios pronunciados de humor a lo largo del día con un menor grado de «felicidad» con su vida en general que los no fumadores y los exfumadores.[22] Estas afirmaciones se han basado en estudios del proceso psicobiológico que fundamenta este efecto. Se ha comprobado que los fumadores tienen unos niveles más altos de una hormona —cortisol— que los no fumadores y los exfumadores. Los niveles bajos de esta hormona se relacionan con una mayor percepción de bienestar y de estado de felicidad.

Veamos algunos conceptos. El término «hedonismo» puede ser usado en diversos contextos; en el más general, lo relacionamos con que una buena vida debe ser una vida placentera. En términos psicobiológicos, el concepto de hedonismo viene definido por la teoría de que la búsqueda de placer es el principal motivador de la conducta humana. En definitiva, una forma de vivir en la cual el placer juega un papel importante. Si la nicotina nos produce placer, deberíamos ser más felices. Esta sería una afirmación falsa o paradójica.[23]

En un estudio realizado en el Reino Unido[24] se incluyó a fumadores, a personas que no habían fumado nunca y a exfumadores, clasificados según llevaran más o menos de un año sin fumar. Los resultados obtenidos fueron interesantes. El 83 por ciento de los fumadores afirmaban que disfrutaban mucho o bastante fumando, pero lo más interesante fue cuando se les pasó una escala que medía el grado de felicidad percibida en sus vidas. Los exfumadores y aquellos que no habían fumado nunca presentaban valores más elevados en la escala de felicidad y de satisfacción con su vida actual que los fumadores y aquellos que llevaban menos de un año sin fumar. Todos estos resultados eran independientes de la edad y del sexo. Cuanto más tiempo se lleva sin fumar, mejor te sientes con tu vida. Resultados similares se encontraron entre los fumadores y no fumadores de nueve países de la antigua Unión Soviética,[25] donde los exfumadores y los que nunca habían fumado presentaban índices de felicidad más elevados que los fumadores, y entre estos, los que tenían un mayor grado de adicción a la nicotina presentaban un mayor grado de infelicidad que los menos adictos.

Paula tiene 53 años y fumaba un paquete y medio hasta hace dos meses. En una de las visitas de seguimiento la veo relajada, contenta y sonriente. «Soy la mujer más feliz del mundo», me suelta sin que yo le pregunte nada. La dejo hablar. «Soy una apasionada del cine, me vuelve loca. Ayer fui al cine y, después de veinte años, por primera vez vi la película entera.» Yo no entendía nada. Paula continuó: «Hasta ayer siempre que iba al cine buscaba aquellas salas situadas en grandes superficies y a lo largo de la película salía entre una y dos veces a los lavabos a fumar. Me acordaré toda mi vida de la primera película en muchos años que he visto entera». Un hecho tan trivial representó un grado elevado de felicidad para Paula.

Posiblemente existen otros factores que hacen que el exfumador se sienta mejor con su vida. En primer lugar, la autoestima y confianza en sí mismo. Ha dejado de fumar, meta que él mismo consideraba imposible. Lo ha dejado y esto le proporciona un grado elevado de confianza en sí mismo y de autoestima y se siente mejor. En segundo lugar, existe una mejoría en nuestro estado de salud al dejar de fumar y, no menos importante, nuestro aspecto mejora —piel, cabello, boca—, al igual que nuestra vida sexual.

No conozco a ningún exfumador que no se sienta feliz por serlo. Convertirse en exfumador comporta una mejora sustancial del estado mental y psicológico, que hace, en definitiva, sentirse bien, notarse más saludable y disfrutar de la vida. Más aún, esta mejoría comporta, a su vez, que se acepte y se persista mucho mejor en este nuevo estado: ser un exfumador.

En un estudio realizado en 2011 con exfumadores sobre la calidad de vida percibida, se comprobó que la gran mayoría de ellos referían una mejoría importante de su bienestar físico y mental, y que esta sensación se instauró rápidamente entre ellos al poco tiempo de dejar de fumar y se mantenía a los tres años —tiempo que duró el estudio—. En definitiva, mostraron un mayor bienestar en todos los sentidos, a diferencia de aquellos que continuaron fumando. [26]

Los fumadores pueden pensar, de forma equivocada, que dejando de fumar disminuirá su sensación de «disfrutar de la vida», ya que creen, insisto, equivocadamente, que el dejar ese hábito va a interferir en su vida y en sus relaciones mediante una pérdida de placer —químicamente falso— que los hará más infelices. Toda la investigación de la que disponemos apunta a todo lo contrario: los exfumadores son personas más felices y más satisfechas con sus vidas que los que continúan fumando. Han roto con la «felicidad» inducida químicamente.

177

6

La vida después del tabaco: ya no fumo y...

«Si sometes a tu enemigo sin combate,
¿quién proclamará tu valor?»

PROVERBIO CHINO

Lo vamos a resumir en una sola palabra: libertad.

Llegará un punto en el que la sensación de liberación sea la que predomine. Ha sido un esfuerzo que ha cambiado la vida del exfumador. Se ha dejado de depender de un objeto que se vende en cajas de veinte unidades. No se organiza el día a día en función del tabaco: comprar, buscar un lugar para fumar, estar pendiente de dónde poder comprarlo... En definitiva, se puede decidir.

Nada, o casi nada, nos va a producir un grado tan alto de satisfacción con nosotros mismos como dejar de fumar, y esta satisfacción nos lleva a un mayor grado de felicidad y de calidad de vida. Vamos a ser capaces de hacer lo de siempre pero con una diferencia, sin fumar.

Hemos visto a lo largo de los distintos capítulos

cómo es este viaje que ha empezado el exfumador. Desde lo que ha significado la industria en su pasado como fumador hasta cómo determinados productos habían modificado su química cerebral y, finalmente, todo su proceso de recuperación. No nos engañemos, el tabaco no va a desaparecer de un plumazo de nuestras vidas. Requiere tiempo, paciencia y aprendizaje, pero el resultado vale la pena. Siempre se debe recordar que el exfumador es un fumador que no fuma.

Los cambios que va a experimentar el exfumador no se centran tan solo en dejar de fumar, sino que se van a hacer extensivos a otras facetas y rutinas de su vida. En definitiva, ha empezado a conocer quién existía detrás del humo del cigarrillo. Hemos evitado en toda la obra el mensaje negativo respecto a fumar, pero veamos cómo cambiará el organismo al dejar de fumar… en positivo.

A las veinticuatro horas de dejar de fumar, el monóxido de carbono (el humo) se ha eliminado totalmente, los glóbulos rojos que en parte eran ocupados por este monóxido pueden volver a transportar oxígeno a nuestras células. Oxigenamos mejor. Los pulmones, por su parte, empiezan a limpiarse de toda la mucosidad y porquería provocada por el tabaco.

A partir de las 48 horas vamos recuperando el olfato y el gusto. Empezamos a oler aquello que antes no apreciábamos y los sabores recuperan casi toda su magnitud.

Entre las dos y las doce semanas la circulación va a mejorar. Vamos a andar mejor. La capacidad de oxigenación, junto con la mejoría de nuestro aparato circulatorio, lo hace todo mucho más fácil. Nuestra piel y pelo mejoran al desaparecer todos los tóxicos que aceleran el envejecimiento.

A los 3-9 meses, la tos crónica de las mañanas prácticamente ha desaparecido, al igual que los «pitos». Respiramos mejor. Nuestras encías mejoran y las posibilidades de tener problemas dentales disminuyen de una forma importante.

Al año, hemos reducido a la mitad las posibilidades de padecer un infarto de miocardio, y a los cinco, tenemos el mismo riesgo que los que nunca han fumado.

Por último, a los diez años, las posibilidades de padecer algún tipo de cáncer relacionado con el tabaco han disminuido más de un 50 por ciento.

Estos datos son orientativos, dado que no es lo mismo haber fumado durante cuarenta años que durante diez. De todas formas, haga el tiempo que haga que hemos empezado a fumar, dejarlo siempre aporta un beneficio importante.

Existen una serie de dudas y preguntas que los exfumadores se plantean con frecuencia. Veamos algunas de ellas.

¿Me puedo fumar solo un cigarrillo? La respuesta clara y rotunda es ¡NO! A veces los exfumadores caen en la fantasía de decirse a sí mismos que pueden fumar un solo cigarrillo sin tener ningún problema. Es tentador pensar «Bien, solo uno», en aquellas situaciones que anteriormente «dominábamos» fumando: al tener mucho estrés o en situaciones desagradables, o bien en situaciones totalmente opuestas, como estar entre amigos o en situaciones relajadas.

La gran mayoría de exfumadores, por no decir casi todos, no pueden fumar «simplemente uno», como hemos visto. Tenemos las evidencias para afirmar que nueve de cada diez exfumadores que fuman un cigarrillo vuelven a fumar de forma regular. Esto no tiene por qué ocurrir inmediatamente, un cigarrillo lleva a otro y a otro… Seguro que hemos oído que los alcohólicos en rehabilitación no deben beber ni una gota de alcohol; pues bien, la nicotina es todavía peor. Un exfumador NECESITA evitar fumar. Está en un proceso de recuperación.

Tengo miedo a qué pasará si doy una calada o fumo un cigarrillo

En primer lugar, no podemos decir que los exfumadores que dan una calada o se fuman un cigarrillo entero después de haberlo dejado sean unos fracasados. Puede suceder, y lo que tiene más sentido es «prepararse» por si sucede.

Estar preparado no es lo mismo que darse permiso para fumar. Prepararse quiere decir tener pensada la estrategia en caso de que suceda. Imaginemos este plan como si fueran las instrucciones que nos pueden dar en un avión cada vez que nos subimos a uno: cómo colocarse los chalecos, dónde vamos a encontrar las salidas de emergencia, etcétera. Lo mismo va a suceder si estamos tentados a fumarnos un cigarrillo: debemos saber con anticipación qué vamos hacer.

La primera sensación va a ser que se ha perdido todo, que ya no sirve de nada seguir aguantando. Es como quien está a dieta, se come las primeras porciones de chocolate y piensa: «Bueno, ya que he roto la dieta, total, me termino el chocolate». Veinte cigarrillos van a ser mucho peor que un solo cigarrillo, lo que debemos evitar es el siguiente.

En segundo lugar, vas a sentirte mal, culpable por lo que has hecho. Hay una tendencia a castigarse, lo que empeora el sentimiento de culpa. Son reacciones normales pero que no van a ayudar. Lo peor en estas situaciones es un estado de ánimo negativo que nos llevará a un círculo en el cual las ganas de fumar todavía van a ser más intensas. Lo más fácil: «Lo he estropeado, he fracasado»..., y rendirse. Lo que debemos hacer: superar la culpa, no culpabilizarse por lo sucedido y tomar medidas para que no se produzca el segundo cigarrillo.

Lo siguiente es lo que nunca debería hacerse:

◆ Pensar que todo el esfuerzo ya está perdido.
◆ Sentirse culpable.
◆ Dejar que todos estos pensamientos y sentimientos nos lleven a fumar más.

183

Marta llevaba casi dos meses sin fumar y quedó con unas amigas a cenar para festejar el aniversario de una de ellas. Ya no tenía los síntomas de falta de nicotina pero todavía sentía muchas ganas de fumar en entornos sociales. Esa noche, al salir del restaurante, compró un paquete en un bar próximo, fumó cuatro cigarrillos seguidos. Al día siguiente se sentía fatal y culpable. Cogió todo el tabaco, lo mojó y lo tiró. «Llevó dos meses sin fumar, luchando, ahora no abandono.» Tres semanas después, una nueva reunión social. «Sabía del riesgo, no era la primera vez. Me prepararé: compré un spray de nicotina y me lo puse en el bolso. Si te vienen ganas de fumar, te vas.»

Siempre que se produzca un desliz, aprendamos del mismo. En primer lugar, se debe valorar en qué situación se ha producido:

- ◆ ¿Dónde estaba?
- ◆ ¿Qué estaba haciendo?
- ◆ ¿Con quién? ¿Había otros fumadores?

En segundo lugar, debemos actuar y planificar:

- ◆ Apagar rápidamente el cigarrillo y deshacerse de todo el tabaco.
- ◆ No sentirse culpable.
- ◆ No aplazar el problema. Vale, hemos fumado un cigarrillo, pero será el último.
- ◆ Romper con la situación que ha llevado a encender ese primer cigarrillo si se vuelve a repetir.

La recuperación de la adicción a la nicotina es el resultado de la acción de diversos factores a lo largo del tiempo. Por una parte, los factores psicológicos van a ser muy importantes, pero también los factores sociales y el ambiente que rodea al exfumador. La relación entre ambos va a ser crítica en el éxito de mantenerse sin fumar ya que podemos contemplar la conducta humana como una elección del individuo que puede ser determinada por el entorno.

Una vez se ha conseguido no fumar, los pensamientos del exfumador y su confianza en ser capaz de no fumar en una variedad de situaciones van a ser esenciales; ahora bien, un entorno que favorezca esta toma de decisión va a jugar igualmente un importante papel. Por ejemplo, no es igual convivir con un fumador que no hacerlo. Si en nuestro círculo más próximo convivimos con un fumador, debemos llegar a un pacto: dónde fumar, dónde dejar el tabaco y todo lo relacionado con el mismo. Si llegamos a este pacto, lo vamos a tener más fácil.

Por otra parte, toda la regulación actual sobre los lugares de consumo favorece al exfumador. Un entorno social cada vez más libre de tabaco siempre ayuda. Un entorno que favorezca y estimule al exfumador será, asimismo, una buena ayuda.

Un consejo, no hay que huir de los fumadores ni pedirles que no fumen, nadie como un exfumador los entiende tan bien. Piensa que ellos son una víctima de su consumo y no los culpables.

Los deseos de fumar no se pueden evitar, y lo que hay que aprender —otra vez este concepto— es a afrontarlos. Hazte la siguiente pregunta: ¿Conoces a alguien que se arrepienta de haber dejado de fumar? Seguramente no. Ser exfumador depende de ti.

185

7

El exfumador de la A a la Z

A

Abstinencia
El síndrome de abstinencia es el conjunto de reacciones físicas o corporales que ocurren cuando una persona deja de consumir sustancias a las que es adicta; en este caso, la nicotina contenida en el tabaco.

Adicción
En la actualidad se acepta como adicción cualquier actividad que el individuo sea incapaz de controlar, que lo lleve a conductas compulsivas y perjudique su calidad de vida.

Acupuntura
El escaso número de estudios que han comparado la acupuntura con un procedimiento «simulado» no han demostrado ningún beneficio a largo plazo. Algunos beneficios a corto plazo de la acupuntura

pueden deberse al efecto placebo, combinado con el asesoramiento y el apoyo.

Alquitrán

Los alquitranes contenidos en el tabaco serían los responsables de la coloración amarillenta de los dedos y dientes que suelen presentar los fumadores. Los alquitranes contenidos en el tabaco son diversos, pero fundamentalmente tenemos dos grupos: los benzopirenos y las nitrosaminas. Del grupo de sustancias con actividad carcinogénica (que provocan cáncer) contenidas en el humo del tabaco, las mejor estudiadas son los hidrocarburos aromáticos policíclicos (HAP) y las nitrosaminas. Los HAP constituyen un grupo muy amplio de compuestos, entre los que, sin duda, el más directamente implicado es el 3-4 benzopireno, tras los numerosos estudios experimentales llevados a cabo. Las nitrosaminas, tanto las volátiles como las no volátiles, poseen una actividad carcinogénica reconocida.

Un fumador de veinte cigarrillos al día inhalaría al año 840 centímetros cúbicos de alquitranes. La regulación actual permite un máximo de 10 mg por cigarrillo.

Amoniaco

El amoniaco potencia el efecto de la nicotina, haciendo que cada vez sea necesario fumar más para lograr el mismo efecto.

La empresa Philip Morris fue la primera compañía en incorporar amoniaco a sus cigarrillos, en los años cincuenta, pero la presencia de este producto en el tabaco no se supo hasta mucho después y en la actualidad es un aditivo habitual de todas las marcas.

Autoconfianza
Es lo que ha permitido al exfumador llegar a serlo.

B

Bienestar
El exfumador gana bienestar y calidad de vida. Este bienestar es tanto físico como psicológico, disfruta de una mejor calidad de vida en general.

Bupropión
Medicamento para dejar de fumar que actúa de forma inespecífica sobre los anclajes cerebrales de la nicotina. Se ha mostrado eficaz como ayuda para dejar de fumar.

189

C

Calada
Según la definición del diccionario, sería la bocanada de humo que se absorbe de una vez al fumar. Por curiosidad, acabo de consultar en Google la expresión literal «dejar de fumar fumando» y me indica que tiene unos 120.000 resultados con 567 páginas en las que aparece el texto. Todo el mundo le ofrece al exfumador alcanzar su máximo deseo de dejar de fumar, pero con un cigarro o unas caladas esporádicas en esas situaciones especiales.

La realidad es muy distinta; no se puede controlar, o fumas o no fumas; no se puede fumar un cigarro de vez en cuando, o bien una calada, y continuar sin volver a fumar las cantidades que se está acostumbrado.

Recordar la primera ley del exfumador: ni una calada.

Chicles de nicotina

Son un medicamento de ayuda para dejar de fumar incluido dentro de lo que llamamos tratamientos con reemplazo de nicotina. Cada chicle contiene 2 o 4 mg de nicotina, que se liberan durante los primeros treinta minutos en función de la intensidad de masticación. Están indicados para aquellas situaciones en las que sientas intensos deseos de fumar. La nicotina se absorbe por la mucosa bucal más lentamente que la nicotina de los cigarrillos, de modo que la cantidad de nicotina en sangre nunca será tan alta como cuando fumas, ni se obtiene la misma sensación de placer.

Cigarrillo electrónico

Es un mecanismo constituido por una batería y un vaporizador que, a partir de un líquido, genera vapor, que es el que inhala su consumidor. En el mercado existen distintos formatos y líquidos sin nicotina y con diversas cantidades de nicotina. No es una buena opción para el exfumador.

Comprimidos de nicotina

Son parecidos a los chicles de nicotina pero sin la necesidad de masticación. Existen presentaciones de 1 o 2 mg con distintos sabores.

E

Economía

Exfumador, haz cuentas. Un fumador de un paquete de tabaco, que de promedio cuesta 4,5 euros, gasta al año 1.642 euros en tabaco. La crisis económica ha llevado a la industria a promocionar productos más baratos como el tabaco de liar o picadura, que ha incrementado sus ventas en los últimos años.

Encías

La boca es una de las localizaciones donde más claramente se van a manifestar los efectos del tabaco, al constituir la puerta de entrada obligada en el organismo; a los efectos tóxicos de los productos del tabaco debemos añadir el efecto de las altas temperaturas producidas al fumar. Aparte de las manchas que provoca en la dentadura y del mal aliento, el tabaco es la principal causa de enfermedad periodontal —encías—, responsable de la pérdida de dientes. Uno de los primeros efectos que notará el exfumador al dejar de fumar es la mejora de su salud bucodental.

191

F

Felicidad

No hay dudas, la mayor parte de los estudios realizados indican que el exfumador muestra un mayor grado de felicidad que los fumadores. Olvidemos todos los tópicos, el placer que proporciona el cigarrillo es químicamente falso.

Fumar
Es la conducta que ya no tiene el exfumador. Inhalar el humo obtenido a través de la combustión de los productos del tabaco que contiene de 4.000 a 4.500 productos distintos, entre los cuales se hallan todos aquellos que afectan a la salud del fumador.

Fumador pasivo
No fumador, o exfumador, que se ve expuesto al aire contaminado por el humo del tabaco.

H

Humo de segunda mano
Es el humo del cigarrillo que contamina el ambiente. Su origen es doble: el que se genera al quemar el cigarrillo y el que exhala el fumador. Todas las evidencias científicas apuntan a que es el causante de una importante carga de enfermedad entre los no fumadores, tanto en niños como en adultos. Estas evidencias han llevado a las bases para regular su consumo en espacios de obligada convivencia entre fumadores y no fumadores.

L

Libertad
Es el estado final del exfumador.

M

Monóxido de carbono

Es el humo del tabaco en combustión y causante de toda la patología cardiovascular asociada al consumo de tabaco. El monóxido de carbono, al unirse con los glóbulos rojos, impide que estos puedan oxigenar adecuadamente todo nuestro organismo. El monóxido de carbono tiene una afinidad por la hemoglobina —proteína de los glóbulos rojos— 240 veces mayor que el oxígeno. Esta es la causa de que mucha hemoglobina se una al monóxido de carbono formando un compuesto llamado carboxihemoglobina. Cuanto más monóxido de carbono hay, menos oxigeno se podrá unir a la hemoglobina y, por tanto, menos llegará a las células. A las veinticuatro horas de dejar de fumar los niveles de este gas se han normalizado. El organismo empieza a recibir las cantidades de oxígeno adecuadas.

193

O

Olfato

Es el primero, junto con el gusto, de los sentidos que recupera el exfumador.

P

Parches de nicotina

Tienen el aspecto de tiras adhesivas. Son una terapia de reemplazo de nicotina que lo que hace es proporcionar a través de la piel niveles constantes de nicotina a lo largo de dieciséis o veinticuatro horas. No crean adicción como la nicotina inhalada. Existen en el mercado distintas formulaciones que aportan diferentes cantidades de nicotina. Todos los estudios realizados indican que es una ayuda eficaz para dejar de fumar y evitar el mono nicotínico.

Piel

El tabaco destruye el colágeno acelerando el envejecimiento de nuestra piel. Dejar de fumar ralentiza el envejecimiento facial y retrasa la aparición de arrugas. El humo del tabaco es la principal fuente de oxidación que envejece prematuramente la piel. Mírate al espejo y compara el antes y el después de dejar de fumar.

R

Recaída

Volver al consumo anterior una vez se ha dejado de fumar durante un periodo de tiempo más o menos largo. Se considera siempre la recaída cuando se ha dejado de fumar. Se ha recaído nuevamente en el tabaco cuando se fuma diariamente durante tres o

más días independientemente de la cantidad. Hay
que diferenciarla de lo que llamamos deslices: caladas o cigarrillos puntuales que no se repiten en el
tiempo.

S

Síndrome de abstinencia de nicotina

Ver abstinencia. Conjunto de síntomas que aparecen al dejar de fumar y que, en su mayor parte, son
debidos a la falta de nicotina.

Sustitutos de la nicotina

Llamamos así a todos aquellos productos que aportan nicotina libre de humo. Tenemos los que aportan nicotina rápidamente —aerosol, comprimidos y
chicles—, y otros que la aportan de forma sostenida
—parches—.

T

Terapia cognitiva

Tratamiento del tabaquismo que se basa en técnicas
psicológicas. Se puede aplicar tanto de forma individual como en grupos. El enfoque cognitivo clásico
considera que dentro del proceso de pensamiento se
pueden localizar explicaciones sobre la conducta.

V

Vapear
Concepto ligado al uso del cigarrillo electrónico. Inhalar el vapor generado por estos cigarrillos.

Vareniclina
Medicamento para dejar de fumar, comercializado con el nombre de Champix, que actúa de forma específica sobre los anclajes cerebrales de la nicotina. Se ha mostrado como una ayuda eficaz para dejar de fumar.

Notas bibliográficas

Capítulo 1

1. Duhing, Ch., *The power of habit*, Nueva York, Random House, 2012.
2. Baron, J., *Thinking and deciding*. Cambridge, Cambridge University Press, 2000.
3. Mook, D.G., *Motivation: The organization of action*. Nueva York, W. W. Norton, 1996.
4. West, R. y J. Brown, «Theory of addiction», Oxford, John Wiley & Sons, 2013 (2.ª ed.).
5. García Márquez, Gabriel, «Memorias de un fumador retirado», *El País*, 16 de febrero de 1983. http://elpais.com/diario/1983/02/16/opinion/414198013_850215.html (consultado en marzo de 2015).
6. Cercas, Javier, «Confesiones de un exfumador», *El País*, 17 de octubre de 2010. http://elpais.com/diario/2010/10/17/eps/1287296808_850215.html (consultado en enero de 2015).
7. Pullan, R. D. *et ál.*, «Transdermal nicotine for active ulcerative colitis», *The New England Journal of Medicine*, 1994; 330:811-14.
8. Kelland, K., «Is nicotine all bad?», Reuters, 20 de mayo de 2015.
9. Encuesta «Understanding Extreme Smoking Behaviours», 11 de mayo de 2012. https://www.pfizer.es/actualidad/uno_cada_cuatro_fumadores_ha_roto_una_relacion_sentimental_culpa_tabaco.html# (consultado en mayo de 2015).

Capítulo 2

1. Escohotado, A., *Historia general de las drogas,* Madrid, Espasa, 2005.
2. Gilmore, A. B., G. Fooks, J. Drope, S. Aguinaga Bialous y R. Jackson, «Exposing and addressing tobacco industry conduct in low-income and middle-income countries», *Lancet,* 2015; 385:1029-43.
3. Eriksen, M., J. Mackay y H. Ross (eds.), *Tobacco atlas.* Atlanta, American Cancer Society, 2012 (4.ª ed.).
4. Ng, M. *et ál.,* «Smoking prevalence and cigarette consumption in 187 countries: 1980-2012», *Journal of the American Medical Association,* 2014; 311(2):183-92.
5. Comisionado para el Mercado de Tabacos. Ministerio de Hacienda y Administraciones Públicas. http://www.cmtabacos. es/wwwcmt/paginas/ES/mercadoEstadisticas.tmpl (consultado en junio 2015).
6. Brandt, A. M., *The cigarette century,* Nueva York, Basic Books, 2007, p. 325.
7. Anne Landman's Collection, Tobacco Documents Online. http :///tobaccodocuments.org (consultado en diciembre de 2014).
8. Goodman, J., (ed.), *Tobacco in history and culture. An enciclopedia,* Farmington Hill, Thomson Gale, 2005, vol. 2, p. 316.
9. Routh, H. B., K. R. Bhowmik, J. L. Parish y L. C. Parish, «Historical aspects of tobacco use and smoking», *Clinics in Dermatology,* 1998; 16:539-44.
10. Russell, Frank, *The Pima Indians.* Tucson, University of Arizona Press, 1975.
11. Gerstel, D. U., «Tobacco *Nicotiana tabacum* (Solanaceae)», en Simmonds, N. W. (ed.), *Evolution of Crop Plants,* Londres, Longman, 1976.
12. Brandt, A. M., *The cigarette century,* Nueva York, Basic Books, 2007, pp. 36-41.
13. Ídem anterior, p. 148.
14. Nerin, I. y M. Jane (eds.), *Libro blanco sobre mujeres y tabaco,* Madrid, Comité Nacional para la Prevención del Tabaquismo y Ministerio de Sanidad y Consumo, 2007.
15. Martínez, M. L. *et ál., Medicina Clínica,* 2005; 124:86-92.
16. Jiménez-Muro, A. *et ál., Gaceta Sanitaria,* 2012; 26:138-44.

17. Lynch, W. J. y M. Sofuoglu, «Role of progesterone in nicotine addiction: Evidence from initiation to relapse»,
18. Doll, R., «Tobacco: A medical history», *Journal of Urban Health: Bulletin of the New York Academy of Medicine*, 1999; 76:289-313.
19. Proctor, R. N., «The history of discovery of the cigarette-ling cancer link: Evidentiary traditions, corporate denial, global toll», *Tobacco Control*, 2012; 21:87-91.
20. Roffo, Á. H., «Benzo-a-pireno, cancerígeno extraído del alquitrán del tabaco», *La Prensa Médica Argentina*, 1939; 26:1719-46.
21. Doll, R. y A. B. Hill, «Smoking and carcinoma of the lung. Preliminary report», *British Medical Journal*, 1950; 2:739-48.
22. Wynder, E. L. y E. A. Graham, «Tobacco smoking as a possible etiologic factor in bronchogenic carcinoma», *Journal of the American Medical Association*, 1950; 143:329-36.
23. Wayne, F. y G. N. Connolly, «How cigarette design can affect youth initiation into smoking: Camel cigarettes, 1983-1993», *Tobacco Control*, 2002; 11:32-39.

Capítulo 3

1. Moix, Terenci, «Yo fui esclavo del tabaco», *El País*, 4 de junio de 2000. http://elpais.com/diario/2000/06/04/sociedad/960069610_850215.html (consultado en febrero 2015).
2. Slovic, Paul, ed., *Smoking: Risk, perception and policy*, Londres, Sage Publications, 2001.
3. Carroll, M. E. y J. B. Overmier, *Animal research and human health: Advancing human welfare through behavioral science*, American Psychological Association, 2001.
4. Kranz, G. S. *et ál.*, «Reward and the serotinergic system». *Neuroscience*, 2010; 166:1023-35.
5. Stippekohl, B. *et ál.*, «Neural responses to begin and end stimuli of smoking ritual in non-smokers, nondeprived smokers and deprived smokers», *Neeuropsychopharmacology*, 2010; 35:1209-25.
6. Hurt, R. D. y C. R. Robertson, «Prying open the door to the tobacco industry's secrets about nicotine: The Minnesota Tobacco Trial», *Journal of the American Medical Association*, 1998; 280:1173-81.

7. Henningfield, J. E. y P. B. Santora, «Addiction», en Goodman, J., (ed.), *Tobacco in history and culture. An enciclopedia*, Farmington Hill, Thomson Gale, 2005, vol. 1, pp. 1-2.
8. Feldberg, W. S., «Henry Hallett Dale. 1875-1968», *Biographical memoirs of fellows of the Royal Society*, 1970; 16:77-174.
9. Karlin, A., «Emerging structure of nicotinic acetylcholine receptors», *Nature Reviews Neuroscience*, 2002; 3:102-14.
10. Ramon, J. M.ª *et ál.*, «Neurobiología de la adicción a la nicotina. Bases para una vacunación efectiva frente al tabaquismo», *Jano*, 7-13 noviembre 2003, vol. LXV, n.º 1496.
11. Markou, A., «Neurobiology of nicotine dependence», *Philosophical Transactions of the Royal Society of London. Series B: Biological Sciences*, 2008; 363: 3159-68.
12. Balfour, D. J. K., «The psychobiology of nicotine dependence», *European Respiratory Review*, 2008; 17:110, 172-81.
13. Piasecki, T. M., «Relapse to smoking», *Clinical Psychology Review*, 2006; 26:196-215.
14. Volkow, N. D., J. S. Fowler, Y. S. Ding, G. J. Wang y S. J. Gatley, «Imaging the neurochemistry of nicotine actions: Studies with positron emission tomography», *Nicotine & Tobacco Research, Oxford Journals*, 1999:1, suplem. 2:S127-32.
15. Berrenderoa, F., P. Robledoa, J. M. Trigoa, E. Martín-García y R. Maldonado, «Neurobiological mechanisms involved in nicotine dependence and reward: Participation of the endogenous opioid system», *Neuroscience and Biobehavioral Reviews*, 2010; 35:220-31.
16. Kranz, G. S. *et ál.*, «Reward and serotonergic system», *Neuroscience*, 2010; 166:1023-35.
17. Broms, L. *et ál.*, «Genetic architecture of smoking behavior: A study of finnish adult twins», *Twin Research and Human Genetics, Cambridge Journals*, 2005; 9:64-72.
18. Xian, H., J. F. Scherrer, P. A. Madden, M. J. Lyons, M. Tsuang, W. R. True *et ál.*, «The heritability of failed smoking cessation and nicotine withdrawal in twins who smoked and attempted to quit», *Nicotine & Tobacco Research, Oxford Journals*, 2003; 5:245-54.
19. Walton, R., E. Johnstone, M. Munafo, M. Neville y S. Griffiths, «Genetic clues of the molecular basis of tobacco

addiction and progress towards personalized therapy», *Trends in Molecular Medicine*, 2001; 7:70-75.

20. Li, M. D., R. Cheng, J. Z. Ma y G. E. Swan, «A meta-analysis of estimated genetic and environmental effects on smoking behavior in male and female adult twins», *Addiction*, 2003; 98:23-31.

21. Saarikoski, S. T., F. Sata, K. Husgafvel-Pursiainen, M. Rautalahti, J. Haukka, O. Impivaara *et ál.*, «CYP2D6 ultrarapid metabolizer genotype as a potential modifier of smoking behavior», *Pharmacogenetics*, 2000; 10:5-10.

22. Corrigall, W. A., K. M. Coen, K. L. Adamson, B. L. Chow y J. Zhang, «Response of nicotine self-administration in the rat to manipulations of mu-opioid and gamma-amino-butyric acid receptors in the ventral tegmental area», *Psychopharmacology*, 2000; 149:107-14.

23. Kandel, D., K. Yamaguchi y K. Chen, «Stages of progression in drug involvement from adolescence to adulthood: Further evidence for the gateway theory», *Journal of Studies on Alcohol and Drugs*, 1992; 53:447-57.

201

Capítulo 4

1. Plan Nacional sobre Drogas, Ministerio de Sanidad, Servicios Sociales e Igualdad. http://www.pnsd.msssi.gob.es/profesionales/sistemasInformacion/informesEstadisticas/pdf/2_Informe_2013.pdf (consultado en septiembre de 2015).

2. McFarland, J. Wayne y Elman J. Folkenberg, *How to stop smoking in five days*, Englewood Cliffs (Nueva Jersey), Prentice Hall, 1964.

3. Talley, C., «Quitting», en Goodman, J., (ed.), *Tobacco in history and culture. An enciclopedia*, Farmington Hill, Thomson Gale, 2005, vol. 2, p. 484.

4. Haustein, K. O., *Tobacco or health? Physiological and social damages caused by tobacco smoking*, Nueva York, Springer, 2003.

5. Schneider, N., *How to use nicotine gum*, Nueva York, Simon & Schuster, 1988.

6. Brunton, L., B. Chabner y B. Knollman, *Goodman and Gilman's the pharmacological basis of therapeutics*, Nueva York, McGraw-Hill Professional, 2010 (12.ª ed.).

7. Hays, J. T. y J. O. Ebbert, «Varenicline for tobacco

dependence», *The New England Journal of Medicine*, 2008; 359:2018-24.

8. Ramon, J. M.ª, T. Marcos y B. Lucas, *¡Quiero dejar de fumar!*, Barcelona, Random House Mondadori, 2001.
9. McEwen, A., P. Hajek, H. McRobbie y R. West, *Manual of smoking cessation*, Oxford, Blackwell Pubishing, 2006.
10. Chandler, M. A. y R. I. Rennard, «Smoking cessation», *Chest Journal*, 2010; 137(2):428-35.
11. White, A. R., H. Rampes y J. Campbell, «Acupuncture and related interventions for smoking cessation», *Cochrane Database of Systematic Reviews*, 2006; 1, art. n.º CD000009. DOI:10.1002/14651858.CD000009.pub2.
12. Miller, G., *Learning the language of addiction counseling*, Hoboken (Nueva Jersey), John Wiley & Sons, 2010 (3.ª ed.).
13. Benowit, N. L., «Nicotine addiction», *The New England Journal of Medicine*, 2010; 362:2295-303.
14. Hughes, J. R., L. F. Stead y T. Lancaster, «Antidepressants for smoking cessation», *Cochrane Database of Systematic Reviews*, 2007; 1, art. n.º CD000031. DOI:10.1002/14651858.CD000031.pub3.
15. Cahill, K., L. F. Stead y T. Lancaster, «Nicotine receptor partial agonists for smoking cessation», *Cochrane Database of Systematic Reviews*, 2010; 12, art. n.º CD006103. DOI:10.1002/14651858.CD006103.pub4.
16. Piasecki, T. M., «Relapse to smoking», *Clinical Psychology Review*, 2006; 26:196- 215.
17. Caponnetto, P. y R. Polosa, «Common predictors of smoking cessation in clinical practice», *Respiratory Medicine*, 2008; 102:1182-92.
18. Bandura, A., «Self-efficacy: Toward a unifying theory of behavioral change», *Psychological Review*, 1977; 84:191-295.

Capítulo 5

1. Elliot, R., «Appetite», en Goodman, J., (ed.), *Tobacco in history and culture. An enciclopedia*, Farmington Hill, Thomson Gale, 2005, vol. 2, p. 61.
2. Perkins, K. A., «Effects of Tobacco Smoking on Caloric Intake», *British Journal of Addiction*, 1992; 87:193-205.

3. Mineur, Y. S. *et ál.*, «Nicotine decreases food intake through activation of POMC neurons», *Science*, 2011; 332 (6035):1330-32.
4. Pickens, R.W. y C. E. Johanson, «Craving: Consensus of status and agenda for future research», *Drug and Alcohol Dependence*, 1992; 30:127-31.
5. Tiffany, S. T. y J. M. Wray, «The clinical significance of drug craving», *Annals of the New York Academy of Sciences*, 2012; 1248:1-17.
6 Sánchez-Hervás, E., N. Molina Bou, R. del Olmo Gurrea, V. Tomás Gradolí y E. Morales Gallús, «*Craving* y adicción a drogas», *Trastornos adictivos*, 2001; 3: 237-43.
7. Barlow, D. H., *Anxiety and its disorders: The nature and treatment of anxiety and panic*, Nueva York, Guilford Press, 2002 (2.ª ed.).
8. Johnson, J. G., P. Cohen, D. S. Pine, D. F. Klein, S. Kasen y J. S. Brook, «Association between cigarette smoking and anxiety disorder during adolescence and early adulthood», *Journal of the American Medical Association*, 2002; 284:2348-51.
9. Wu, L. T. y Anthony J. C., «Tobacco smoking and depressed mood in late childhood and early adolescence», *American Journal of Public Health*, diciembre de 1999; 89 (12):1837-40.
10. Kushner, M. G., K. Abrams y C. Borchardt, «The relationship between anxiety disorders and alcohol use disorders: A review of major perspectives and findings», *Clinical Psychology Review*, marzo de 2000; 20 (2):149-71.
11. Leyro, T.M., M. J. Zvolensky, A. Vujanovic, K. Johnson y K. Gregor, «Perceived physical health and heart-focused anxiety among daily adult cigarette smokers: Associations with affect-relevant smoking motives and outcome expectancies», *Cognitive Behavioral Therapy*, 2009; 17:1-13.
12. http://www.cancerresearchuk.org/about-cancer/causes-of-cancer/smoking-and-cancer/passive-smoking (consultado en febrero de 2015).
13. «Report on the implementation of the Council Recommendation of 30 November 2009 on smoke-free environments (2009/C296/02)», Comisión Europea, Bruselas, 22 de febrero de 2013.
14. González, C. A. y A. Agudo, «La industria del tabaco y la

manipulación de la investigación científica. El caso del estudio europeo de la IARC-OMS sobre consumo de tabaco y cáncer de pulmón», *Medicina Clínica*, 2000, vol. 118, n.º 8.

15. Boffeta, P., A. Agudo, W. Ahrens, E. Benhamou, S. Benhamou, S. C. Darby *et ál.*, «Multicenter case-control study of exposure to environmental tobacco smoke and lung cancer in Europe», *Journal of the National Cancer Institute*, 1998; 90:1440-49.

16. Macdonald, V., «Passive smoking doesn't cause cancer-official», *Sunday Telegraph*, 8 de marzo de 1998.

17. Matthews, R. y V. Macdonald, «Passive smokers inhale six cigarrettes a year», *Sunday Telegraph*, 16 de agosto de 1998.

18. Ong, E. K. y S. A. Glantz, «Tobacco industry efforts subverting International Agency for Research on Cancer's second-hand smoke study», *Lancet*, 2000; 355:1253-59.

19. Brower, K. J. y B. E. Perron, «Sleep disturbance as a universal risk factor for relapse in addictions to psychoactive substances», *Medical Hypotheses*, mayo de 2010; 74 (5):928-33.

20. Hughes, J. R., «Effects of abstinence from tobacco: Valid symptoms and time course», *Nicotine & Tobacco Research, Oxford Journals*, marzo de 2007; 9 (3):315-27.

21. Hajek, P. y M. Belcher, «Dream of absent-minded transgression: An empirical study of a cognitive withdrawal symptom», *Journal of Abnormal Psychology*, noviembre de 1991; 100 (4):487-91.

22. Braillon, A. y G. Dubois, «Why are smokers unhappy?», *Public Health*, 2013; 127:395-6.

23. Veenhoven, R., «Hedonism and happiness», *Journal of Happiness Studies*, 2003; 4: 437-57.

24. Shahab, L. y R. West, «Differencies in happiness between smokers, ex-smokers and never smokers: Cross-sectional findings from a national household study», *Drug and Alcohol Dependence*, 2012; 121:38-44.

25. Stickley, A. *et ál.*, «Smoking status, nicotine dependence and happiness in nine countries of the former Soviet Union», *Tobacco control*, 2014; 24:190-97.

26. Piper, M. E. *et ál.*, «Smoking cessation and quality of life: Changes in life satisfaction over 3 years following a quit attempt», *Annals of Behavior Medicine*, 2011; 43:262-70.

Agradecimientos

*T*engo que dar las gracias a todos los pacientes con los que he compartido historias, miedos, sentimientos y por fin, alegrías a lo largo de todos estos años. Pero doy las gracias de una forma especial a todos aquellos que aparecen en el libro a pesar de hacerlo de una forma anónima. No son sus nombre reales pero sí sus historias reales; sin ellas, el libro no hubiera sido posible.

Doy también las gracias a Carol París, mi editora, por confiar en mí para llevar a cabo este proyecto. Sus comentarios, sugerencias y anotaciones han mejorado muchísimo el proyecto inicial.

Este libro utiliza el tipo Aldus, que toma su nombre
del vanguardista impresor del Renacimiento
italiano Aldus Manutius. Hermann Zapf
diseñó el tipo Aldus para la imprenta
Stempel en 1954, como una réplica
más ligera y elegante del
popular tipo
Palatino

***

**

*

Los exfumadores somos invencibles
se acabó de imprimir
un día de invierno de 2015,
en los talleres de Liberdúplex, s.l.u.
Crta. BV-2249, km 7,4, Pol. Ind. Torrentfondo
Sant Llorenç d'Hortons (Barcelona)

***

**

*